누구나 쉽게
즐길 수 있는
벌침이야기

개정증보판

누구나 쉽게 즐길 수 있는
벌침이야기

초판 1쇄 발행 2009년 5월 10일
초판 15쇄 발행 2023년 8월 18일

지은이 양광환

펴낸이 모드공짜출판사(대표 양광환)
주소 충북 청주시 서원구 사창동 129-7번지
전화 010-4110-7747
이메일 kwanghwany@naver.com

ⓒ2009, 양광환
ISBN 978-89-962425-1-2 04510
ISBN 978-89-962425-0-5 04510(세트)

파본은 구입하신 서점에서 교환해 드립니다.
이 책은 저작권법에 의하여 보호를 받는 저작물이므로 무단 전재와 복제를 금합니다.

누구나 쉽게 즐길 수 있는 벌침이야기

개정증보판

• 양광환 지음 •

모드공짜출판사

머리말

사람은 살아가면서 필연적으로 아프게 마련입니다. 아프다는 것은 사람은 반드시 죽는다는 진리와 같은 것입니다. 다시 말해 아프지 않고 살다가 죽는 사람은 이 세상에 없다는 의미랍니다. 이 세상에 아픈 것을 완전히 없애줄 수 있는 사람은 없습니다. 하지만, 사람이 아픈 것을 아프지 않게 해 줄 수 있는 것이 있으니, 바로 꿀벌로 맞는 벌침입니다. 사람들은 벌침이라고 하면 막연한 두려움을 갖고 있습니다. 어렸을 때 잡벌에게 쏘였던 기억이 있으니 그럴 것입니다. 꿀벌로 맞는 벌침은 사람들이 일반적으로 생각하는 두려운 것이 아닙니다. 오히려 벌침을 경험한 사람들은 꿀벌로 맞는 벌침이야말로 사람들의 아픈 고통을 해결해 줄 수 있는 마지막 희망이라고 믿을 것입니다. 벌침을 즐기는 사람들은 꿀벌을 보면 목마른 사람이 우물을 만나는 것보다 더 반가워합니다. 벌에게 쏘였을 때 따갑고 가렵고 붓던 기억으로 인해 '나는 벌 알레르기 체질' 이라고 미리 결론을 내리고 신이 내린 명약인 벌침을 멀리하는 사람들이 많이 있습니다. 그러니 벌침을 맞으려는 시도도 하지 않는 경우가 대부분입니다. 사람은 무조건 벌 알레르기 체질입니다. 사람마다 정도의 차이는 있겠지만 처음 벌침을 맞으면 알레르기 반응이 있게 마련입니다. 알레르기 반응이 없는 사람이 오히려 이상 체질인 것입니다. 벌 알레르기를 이길 수 있도록 처음에는 아주 약하게 시작하여 서서히 벌침에 적응을 한다면 삶을 살아가는 데 있어 아픈 것으로부터 해방될 수 있을 것입니다. 그것에 도움을 주고자 하는 것이 '벌침이야기' 의 내용입니다. 벌침에 완전히 적응을 하여 벌침 마니아가 된다면 세상사 무엇이든 즐겁고 행복하게 지낼 수 있습니다. 사람들에게 아픈 이유를 보면 만물상에 있는 물건들보다 더 많은 병명이 있지만 그것을 자연요법으로 해결하는 데는 한계가 있습니다. 많은 건강 상식 관련 책들과 자료들이 있으나, 모두가 논문에 가까운 수준으로 되어 있어서 보통 사람들이 그것을 따라잡기란 매우 힘든 것이 현실이기 때문입니다. 이 책은 꿀벌 하나로 자신의 건강을 지킬 수 있는 방법을 제시해 일반인도 별 어려움 없이 이해하고 실행할 수 있을 것입니다. 사람은 태어나서 죽을 때까지 건강 걱정만 하다가 삶을 끝낸다고 해도 과언이 아닙니다.

벌침은 단순하여 관심만 있으면 누구나 쉽게 즐길 수 있습니다. 보약을 달여 먹을 때 수많은 약재를 혼합하는 것처럼 복잡하지 않습니다. 꿀벌 하나면 됩니다. 꿀벌을 어떤 다른 동물과 함께 볶아 먹는 것이 아닙니다. 그저 꿀벌 하나면 아픈 것으로부터 해방될 수 있습니다. 그리고 벌침은 100% 자연 요법이므로 안전하고 중독성도 없습니다. 마치 밥을 먹는 사람들이 끼니마다 한 그릇 정도 먹듯이(밥에 중독이 되었다면 점점 더 많이 먹어야 하겠지만 자연물질인 밥은 중독증세가 없음) 벌침을 즐기면 됩니다. 저는 벌침을 사랑합니다. 벌침을 즐기면서 망가진 몸을 원상회복시켰기 때문입니다. 벌침은 여러 면에서 사람들에게 유익합니다. 돈도 들어가지 않고, 언제 어디서나 스스로 즐길 수 있으며, 끓여서 먹거나 물과 함께 약을 복용하듯이 불편하지도 않습니다. 벌침은 어떤 특정한 질병에만 치료가 가능한 것이 아닙니다. 신체 면역력을 강화시켜 온갖 잡병이 발병하지 못하도록 예방합니다. 또한 다이어트와 피부미용에도 효과가 있고, 스트레스와 짜증을 퇴치하는 네 도움을 줍니다. 벌침은 그 어떤 민간요법이나 예방법보다도 상대적 우위인 자연치료법입니다. 그에 상응하여 '벌침이야기'는 벌침에 대한 이해를 돕고자 합니다. 독자분들께서 필요한 것은 벌침의 실전체험과 그 효과이기에 내용상 군더더기 말은 줄이고 실질인 내용을 중심으로 서술했습니다. 벌침 실전 요령에서는 독자분들의 실수를 미연에 방지하고자 매뉴얼을 작성하는 마음으로 정리를 했으니 다소 번거롭더라도 이해해 주시기 바랍니다. 형

식적인 부분에서는 내용의 본질을 해치지 않는 범위 내에서 독자분들이 편안하게 읽고 실전을 즐길 수 있도록 문어체보다는 구어체와 쉬운 말로 서술했습니다. 또, 글을 표현함에 있어 딱딱하게 느껴지는 문장은 다소 무례하게 비쳐지더라도 양해를 구합니다. 모두 벌침 마니아가 되셔서 건강한 삶을 영위하셨으면 합니다. 고맙습니다.

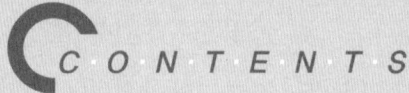

|1부| 벌침이야기

01. 믿는 자와 믿지 않는 자 ·15
02. 벌침 일기, 0000년 11월 9일 ·18
03. 자기 몸 하나 다스리지 못하면서 ·22
04. 그게 그렇습니다 ·24
05. 벌침이 '도'다 ·26
06. 망가진 몸 ·28
07. 이삿짐 때문에 ·30
08. 아줌마 나를 믿나요 ·32
09. 술과 벌침 ·36
010. 모든 병의 근원을 없애는 벌침 ·38
011. 처음 벌침을 맞던 날 ·40
012. 다음날부터 ·42
013. 명현반응 ·44
014. 한 달 정도 벌침을 맞으면 ·46
015. 절뚝거리는 사람들 ·49
016. 성기에 벌침을 맞다 ·52
017. 뱃살과 체지방 제거에 벌침이 최고 ·55
018. 짜증과 스트레스를 완전히 없앴다 ·57
019. 탈모와 흰머리 ·59
020. 얼굴이 예뻐진다 ·61

021. 오줌발이 약해질 때 ·63
022. 정맥류가 사라졌다 ·65
023. 소주 한 병 마시고 ·67
024. 벌침의 하이라이트 ·69
025. 짜릿한 벌침 맛 ·71
026. 힘이 세졌다 ·73
027. 40방 쯤이야 ·76
028. 사인펜 ·78
029. 일기예보 ·80
030. 봄부터 가을까지 ·82
031. 겨울에는 ·85
032. 목욕 전, 후 ·87
033. 할아버지와 벌침 ·89
034. 잠자리채 가지고 ·92
035. 벌침만이 가능하다 ·94
036. 동양의학과 서양의학의 만남 ·96
037. 내숭떠는 사람들 ·98
038. 꿩 잡는 것이 매 ·100
039. 아프게 오래 사는 것보다 즐겁게 더 오래 살자 ·102
040. 추석 지나면서 ·104

041. 바늘과 망치 ·106
042. 저혈압과 고혈압 ·108
043. 부부애 ·111
044. 뚱뚱한 아줌마 ·113
045. 벌침은 취미다 ·115
046. 체모와 벌침 ·117
047. 화장하지 않은 아줌마 ·119
048. 뱀띠 아줌마 ·122
049. 손이 찬 아줌마 ·124
050. 인체 면역력 강화 ·126
051. 의심 많은 사람들 ·129
052. 어느 30대 사나이 ·132
053. 어느 40대 사나이 ·136
054. '그려러니…' 하고 사는 사람들 ·138
055. 학습효과 ·140
056. 벌침 풍경 ·142
057. 벌침 맞고 코끼리 다리가 ·144
058. 갈수록 따갑다 ·147
059. 벌침과 눈빛 ·149
060. 벌침 마니아가 될 권리 ·151
061. 무조건 암에 걸리다 ·153
062. 돌려드립니다 ·155
063. 질문 ·157
064. 보이지 않는 적 ·159
065. 건망증 ·161
066. 박사의 우 ·163
067. 면역력 저하증 ·165
068. 늙어서 ·167
069. 중년여성 두 명 ·169
070. 초보자 부부 ·171
071. 에이즈 환자 ·173
072. 간염 ·175

073. 손발 저림 • 177
074. 얼굴 찡그리기 • 179
075. 벌침농법 • 181
076. 무더위 • 184
077. 냉정하게 • 186
078. 봉사활동 • 189
079. 목디스크 • 192
080. 동의보감과 벌침 • 194
081. 드디어 거시기에 벌침을 • 196
082. 순작용과 부작용 • 199
083. 뭐든 싱싱해야 • 202

|2부| 벌침 실전

1. 벌침 맞을 때 주의사항 • 207

2. 벌침용 주요 혈자리 • 209
   2.1 상지의 주요 혈자리 • 209
   2.2 하지의 주요 혈자리 • 212
   2.3 복부의 주요 혈자리 • 214
   2.4 머리의 주요 혈자리 • 217
   2.5 기타 벌침 맞는 곳 • 220

3. 벌침 입문 • 223
   3.1 벌침 적응 요령 • 224
   3.2 벌침 적응 이후 • 239
   3.3 성기에 벌침 적응 요령 • 240
   3.4 기타 벌침 실습 사례 • 245

1부
벌침이야기

벌침이야기
01

믿는 자와 믿지 않는 자

　세상 사람들을 둘로 나누면 믿는 자와 믿지 않는 자로 나눌 수 있다. 믿는 자는 눈에 보이는 것은 물론 보이지 않는 것 까지도 자신의 신념이 허락을 한다면 믿는다. 하지만, 믿지 않는 자는 자신의 눈에 보이는 것도 잘 믿지 않을뿐더러, 보이지 않는 것에 대해서는 더욱 의심의 눈초리를 보낸다. 세상에는 믿는 자보다 믿지 않는 자가 훨씬 더 많다. 필자 또한 믿지 않는 자였다. 세상의 모든 것들은 믿을 수 없는 것이라는 가치관으로 살았었다. 그러던 어느 날부터 필자는 믿는 자로 바뀌었다. 아내가 지어준 '움직이는 종합병원'이라는 별명을 가지고 살아온 필자를 믿는 자로 바꿔준 것이 바로 벌침이다. '그

깟 벌침 때문에 가치관을 바꿀 수도 있겠는가?'라고 의문을 가지는 이들도 있겠지만, 그것은 사실이다. '벌침이야기'가 사람들에게 조금이나마 도움을 줄 수 있다면 그것은 필자가 벌침으로부터 얻은 긍정적인 가치관을 실천하는 하나의 흔적일 것이다. 필자의 가치관을 바꿔 준 벌침에 대하여 이렇게 글로써 고마움을 대신한다. 필자가 부산의 어느 선착장 옆에서 활어회를 사고 있었다.

"아줌마, 광어하고 숭어하고 우럭 좀 주세요. 포장해서 갈 겁니다."

"알았어요. 떨이로 싸게 드릴 테니 걱정하지 마세요."

"아줌마 매일 칼질을 하니 팔이 많이 아프겠어요?"

"팔이 아픈 것이 어제오늘 일이 아니랍니다. 벌써 15년 이상 됐는 걸요. 밤에 잘 때 너무 아파서 파스를 붙이지 않고는 잠을 이룰 수 없었지요. 그래도 이렇게 팔이 아픈 덕분에 자식들 공부시켰답니다."

"아줌마, 내가 팔 아프지 않은 비결을 알려줄 테니 한번 해 보실래요?"

"그런 비결이 있다면 무조건 배울게요."

"벌침이에요."

"벌침이 좋다는 것은 많이 들어서 알고 있는데 어떻게 하는 것인지 알 수가 없으니 그림의 떡이지요."

"꿀벌을 잡아 아픈 팔의 혈자리에 맞으세요. 처음 두 마리만 맞아 보세요."

라고 말하면서 팔의 합곡혈과 수삼리혈을 알려 주었다.

"아저씨, 그러지 말고 아저씨가 벌침을 알면 벌침 안내서를 출간하세요. 그러면 내가 그것을 보면 되잖아요."

"그런 방법도 있네요. 책 제목은 뭐로 할까요?"

"우리 같은 서민들이 알기 쉽게 '벌침이야기'로 하면 좋겠어요. 그리고 내용도 한자 같은 어려운 말은 삼가고 한글로 이해하기 쉽게요."

"내가 그렇게 꼭 할게요."

이렇게 약속 아닌 약속을 했었다. 그래서 필자가 겪은 벌침의 모든 것을 알기 쉽게 정리하는 작업을 시작했으며, 책 제목은 그 아줌마가 권한 '벌침이야기'로 정했다. 선착장 옆에서 활어회를 팔고 있던 그 아줌마는 믿는 자였다. 나그네가 그냥 가볍게 말을 했는데 적극적으로 받아들이는 것을 보면 믿는 자가 틀림없다. 아줌마가 빨리 벌침을 배워 팔이 쑤시는 잠자리가 아닌 아주 편안한 잠자리를 가졌으면 한다.

벌침이야기
02

벌침일기, ㅇㅇㅇㅇ년 11월 9일

할머니 한 분이 다리를 약간 절면서 지나가기에 물었다.
"할머니! 다리가 불편한 모양이지요. 꿀벌을 잡아온 것이 있으니 벌침 맞으실래요?"
"벌침이 좋다는 말은 많이 들었지요. 놓아주신다면 고마울 뿐이죠. 왼쪽 다리 무릎관절이 아파요."
"치마를 올려 보세요. 왼쪽 다리 무릎관절이 아프다고요. 그리고 할머니는 다리에 정맥류가 있네요. 벌침 맞으면 둘 다 효과를 볼 수 있을 거예요."
이렇게 시작해서 벌침을 하루에 두 방씩 3회에 걸쳐 놓아드렸다.

"할머니, 아들하고 함께 살면 휴일 날 아들에게 꿀벌을 잡아 벌침 놓아달라고 하세요. 꾸준히 맞으면 정말로 좋아지는 것을 느낄 수 있을 거예요."

이런 말을 해드렸었는데 오전에 할머니가 손자를 데리고 왔다.

"화단의 국화꽃에 꿀벌이 많아서 잡아 왔어요."

이렇게 말을 하면서 양파 포장용 망으로 잠자리채를 만들어 꿀벌을 비닐봉지에 십여 마리를 넣어 온 것이다.

"할머니, 꿀벌을 잡아온 것이 아니라 등에를 잡아 오셨네요. 한 마리만 꿀벌이고요, 전부 등에에요. 오늘은 두 방만 맞고 가세요. 제가 보관 중인 꿀벌과 할머니가 잡아온 꿀벌로 말이에요."

족삼리혈과 무릎관절 부위에 벌침을 놓아드렸다. 할머니가 벌침을 맞고 효과를 보니 꿀벌을 잡으러 나갈 수밖에 없었다. 점심 무렵이 되니 허리디스크와 목디스크를 심하게 앓고 있는 아줌마가 친구를 데리고 왔다.

"아저씨, 이 친구도 벌침 좀 놓아주세요. 손목을 많이 쓰는 일을 하다 보니 팔목관절이 많이 아프다고 하고 어깨도 굳어서 굉장히 아픈데요."

"마침 잡아온 꿀벌이 있으니 한번 해봅시다."

이렇게 말을 하면서 오른손 합곡혈과 환부(팔목관절 부위)에 벌침을 두 방 놓았다.

"처음 벌침을 맞으시니 천천히 맞읍시다."

이런저런 얘기를 나누면서 십여 분 지난 후에 근육이 굳어 있는 어깨에 벌침을 두 방 놓았다. 어깨의 아픈 부위를 검지로 눌러 압통을 많이 느끼는 곳에 벌침을 놓았다.

"벌침 맞으면 살도 빠지고, 예뻐지고, 혈액순환 잘 되고, 스트레스 해소에 좋으니 무조건 벌침을 즐기세요. 스스로 벌침을 배워 취미생활 하듯 즐기면 됩니다. 거창할 것도 두려울 것도 없어요."

"남편이 살찌는 것을 매우 싫어해서 매일 운동하고 있어요. 정말로 살이 빠지나요?"

"그럼요. 벌침은 살 빼는 것이 목적이 아니지만 벌침을 맞다보면 부수적으로 살이 빠지게 됩니다. 벌침을 알약 형태로 만들어 팔면 돈 많이 벌겠다는 생각이 들어요."

찾아온 아줌마를 박대할 수가 없어 아내에게 벌침 놓아주려고 잡아온 꿀벌을 이용하여 네 방을 놓아준 것이다. 저녁 무렵에 서로 친구인 뚱뚱한 아줌마와 홀쭉한 아줌마가 필자를 찾아왔다. 뚱뚱한 아줌마는 벌침으로 살을 빼려고 노력하는 중이었고, 홀쭉한 아줌마는 사십견으로 고생을 하고 있었다. 뚱뚱한 아줌마가 곤충 채집용 플라스틱 통에 벌을 십여 마리를 넣어 왔다.

"아저씨, 벌침 잡아 왔어요. 벌침 좀 놓아주세요."

"벌을 잡아왔다고 했나요. 설마요, 보나마나 벌이 아니라 등에겠네요."

이렇게 말을 하면서 확인해 보니 전부 등에였다.

"자세히 보세요. 파리머리 같이 생긴 것이 전부 등에지요. 날씨가 추워도 등에는 꽃잎에 앉아 있지요. 꿀벌보다 추위를 덜 탄다는 뜻이지요."

"어쩐지 아무리 꽁무니를 살에 갖다 대도 쏘지를 않더라고요."

오전에 잡아서 놓은 꿀벌로 각각 두 방씩 놓아주었다. 뚱뚱한 아줌마는 아랫배의 살이 출렁거리는 수준이었고 관원혈(단전)과 중완혈에 한 방씩 놓았다. 홀쭉한 아줌마는 아픈 쪽 팔의 수삼리혈과 어깨의 압통을 느끼는 부위에 놓았다. 이십여 분 지나서 홀쭉한 아줌마가 찾아왔다.

"아저씨, 큰일 났어요. 몸에 두드러기가 조금 났어요."

"참 잘 됐네요. 명현반응이 금방 나타났네요. 아줌마는 벌침에 적응이 잘 되는 체질이네요. 조금 지나면 저절로 가라앉아요. 참을 수 없으면 약국에 가서 항히스타민제 사먹으면 되는데, 참는 것이 벌침에 적응하는 지름길이지요. 알았지요?"

홀쭉한 아줌마는 일주일 전에 어깨가 너무 아프다고 하여 벌침을 어깨에 한 방 놓아주었는데 가려워서 애를 먹었지만 사십견이 많이 완화되어 오늘 또 벌침을 맞으러 온 것이다. 사람들이 살아가는 것이 비슷하다. 아픈 사람은 아픈 것을 고치려고, 살 찐 사람은 살 빼려고, 그리고 여자들은 예뻐지려고 노력한다. 등에까지 잡아오는 그들을 보면서 세상에는 아프지 않은 사람이 없다는 것을 깨달았다.

벌침이야기
03

자기 몸 하나 다스리지 못하면서

　세상에 나가 입신양명을 꿈꾸는 많은 사람들이 그 꿈을 이루고 뜻을 펼치려고 혼신의 노력을 하고 있다. 명분은 국민의 삶을 행복하게 만들어 준다는 것이다. 물론 죽어서 이름 석 자 남기려는 사람도 있지만, 진정으로 국민의 삶의 질 향상을 위해 부단히 노력하고 전력을 다하는 사람들이 대부분이다. 하지만 어떤 경우라도 자신의 건강을 잃으면 마음만 있을 뿐 아무것도 할 수 없다.
　'자기 몸 하나 다스리지 못하면서 어떻게 남을 위해 헌신하겠다고 나설 수 있을까?
　이것이 바로 위선이다. 자신의 몸부터 다스릴 수 있는 능력을 갖추고 남을 위해 일하려고 하는 것이 순리이다. 그 순리를 따르는 길이 있다. 바로 벌침이다. 벌침을 배워 자신의 몸은 물론 남들의 건강에 조금이나마 도움을 줄 수 있다면 세상에 태어난 보람을 만끽하고 떠날 수 있다. 우리나라 국민에게 벌침을 쉽게 가르쳐준다면 그들의 평균수명을 많이 늘릴 수 있을 것이다. 젊어서 벌침을 배워 세상에 나가면 중년에 일찍 몸이 망가지는 것을 막을 수 있다. 사람이 세상에 태어나 건강하게 살다가 죽는 것이 순리일 것이다. 하지만 그 진리를 따르려고 하지 않는 것이 현실이다. 필자가 정말로 참한 신붓감을 본 적이 있다. 며느리 삼고 싶은 처녀이었다. 그녀는 못하는 것이 없었다. 필자가 감동을 받은 것은 그녀가 벌침을 배워 알고 있다는 사실이었다. 세심하게 시집갈 준비를 했던 것이다. 가족들 건강까지도 관심을 기울인 처녀라면 다른 것들은 더 거론할 필요가 없기 때문이다. 벌침을 배워 어른들 건강에 도움을 줄 수 있다는 생각을 한 그녀야말로 최고의 신붓감이라 하지 않을 수 없다. 아무튼, 벌침하면 호들갑을 떨 것 같던 처녀가 벌침을 알고 있다는 사실은 필자가 가졌던 그녀에 대한 선입관을 확 바꾸어 놓았다. 최고의 현모양처 감이라 해도 지나치지 않을 것이다.

벌침이야기
04

그게 그렇습니다

 사람이 건강에 적신호가 켜지면 지푸라기라도 잡고 싶을 것이다. 건강에 이상이 없을 때는 별로 신경을 쓰지 않던 사람도 어느 날 갑자기 찾아온 건강 적신호에 대하여 최고의 관심을 기울일 것이다. 처음엔 보약이나 건강에 좋다는 음식을 빠짐없이 챙겨 먹는다. 하지만, 그런 것들은 우리 인체에 무해무득한 것일 뿐, 근원적으로 건강 적신호를 퇴치하지 못한다. 침, 뜸, 찜질, 마사지 등으로 치료를 받던 노인 신경통 환자가 조급한 마음에 담당자에게 물었다.
 "언제쯤 완치될 수 있겠어요?"
 "그게 그렇습니다."

라고 담당자가 대답했다. 세상에서 가장 솔직한 답변이다. 담당자의 대답 속에 사람들이 치료받으러 다니면서 얻은 결과가 함축되어 있다. 더 악화만 되지 않게 치료를 하면 되는 것이 노화와 함께 오는 질병들의 특징이다. 벌침은 '그게 그렇습니다' 가 아니라 '그게 이렇습니다' 이다. 바로 이렇게 질병이 낫는 것이라고 환자 본인이 확연히 느낄 수 있는 것이 벌침이다. 그런데 '그게 이렇습니다' 라는 벌침이 환자에게 하는 말이다.

벌침이야기
05

벌침이 '도'다

벌침을 스스로 즐기는 경지에 도달하지 못한 사람들은 '도'를 알 수 없다. 벌침에 '도'가 있기 때문이다. 자신의 몸에 살아있는 꿀벌로 벌침을 놓는 사람들은 왜 벌침에 '도'가 있는지를 금방 알 수 있다. 그렇게 고통스럽던 질병이나 스트레스로부터 완전히 탈출하게 된다. 도인의 경지에 다다르지 않고는 접할 수 없는 기분을 벌침을 즐기면 맛 볼 수 있다. 벌침을 생활화하면 자신의 몸과 마음은 물론 부부 사이도 원만하게 되고, 사회생활 역시 별 탈 없이 할 수 있다. 벌침으로 '도'를 즐기며 사는 것이다. 벌침은 성인이면 누구나 쉽게 즐길 수 있다. 꽃이 피어 있는 계절이면 어디서나 꿀벌을 구할 수 있다.

언제나 마음만 먹으면 쉽게 구할 수 있으므로 꿀벌은 '도'를 즐기기에 최고가 된다. 길옆에 꽃이 피어 있으면 꿀벌이 있다. 꽃 속에 앉아 있는 꿀벌을 엄지와 검지로 살며시 잡아 신체의 주요 혈자리나 환부에 꽁무니를 대면 꿀벌이 스스로 벌침을 놓는다. 그리고 피부에 꽂혀 있는 꿀벌의 침을 뽑아 버리면 벌침 과정이 완료된다. 벌침을 맞고 무아지경에 가깝게 기분이 좋아지고 온갖 나쁜 잡념들을 떨쳐버리니 '도사'가 아니고서는 맛 볼 수 없는 경지가 되는 것이다. 이것이 어찌 '도'가 아니란 말인가?

벌침이야기
06

망가진 몸

　사람이 사회생활을 하다 보면 원하지 않아도 술을 마셔야만 하는 상황에 처하는 경우가 있다. 필자 역시 사회생활을 하면서 그런 상황에 수없이 처했있다. 십 수 년을 그런 생활을 했었다. 남는 것은 망가진 몸이었다. 어느 날 필자는 '죽을 지도 모른다' 는 생각을 했다. 폭탄주와 핵폭탄주(맥주잔에 양주를 8할 채우고 양주잔에 맥주를 따라 섞어 마시는 것)를 밤새 마시기도 했다. '움직이는 종합병원' 이라고 아내가 불렀다. 알코올성 지방간, 복부 비만, 전신피로, 스트레스, 아침에 일어나기 어려움, 위궤양, 오줌발 약함 등 이런 현상이 필자에게 나타났었다. 하지만, 벌침을 즐김으로써 망가진 몸을 원상회복시

켰다. 벌침을 맞기 전에 '사는 것이 죽는 것보다 더 고통스럽다' 라는 생각이 들기도 했다. 벌침을 즐기고부터 사는 것이 즐겁다. '왜 더 빨리 벌침을 배우지 않았을까?' 후회가 들기도 했다. 아마 필자가 '벌침이야기' 를 쓰는 가장 큰 이유도 산다는 것이 즐겁다는 것을 여러 사람과 공유하고 싶어서다. 끔찍한 술 마시는 일을 할 때 자석 요를 구입하여 사용도 했으며, 몸에 좋다는 것들을 달여 먹기도 했다. 다들 무해무득한 것이었다. 확실한 것은 벌침이었다.

벌침이야기
07

이삿짐 때문에

 바쁜 사회생활을 하던 중 이사를 할 경우가 생겼다. 아침 일찍 출근했다가 밤늦게 퇴근하는 필자의 업무 때문에 작은 물건들의 짐은 아내가 혼자서 정리할 수밖에 없었다. 아내가 짐을 정리하면서 무리를 해서 어깨와 허리가 아프다고 하였다. 젊은 아내가 아프다고 하니 걱정이 되어 여러 가지 치료를 해 보았다. 하지만, 치료기간이나 약을 복용할 때만 반짝할 뿐 치료를 중단하면 재발하는 것이었다. 우연한 기회에 벌침이 좋다는 것을 듣고 한 달 정도 벌침을 맞게 했다. 처음 일주일 동안은 매우 가렵다고 했다. 잠자리에서도 긁어 댔다. 하지만, 그렇게 쑤시고 아프던 어깨 통증과 허리 통증이 사라졌다고 했다. 모든 병의 원인인 혈액순환 장애가 말끔히 사라진 것인지 더 이상 아프다고 하지 않았다. 한 달 동안 벌침을 맞은 아내가 필자에게 벌침을 맞으라고 권했다. 필자 또한 벌침을 맞으면서 새로운 세상이 있다는 것을 깨달았으며, 몸을 움직일 수 있는 한 벌침은 필자의 삶과 더불어 죽는 날까지 함께 할 것이다. 필자도 벌침을 즐기지만 아내 역시 벌침을 즐기고 있다. 꿀벌을 바라보는 아내의 눈빛이 마치 배고픈 호랑이가 사냥감을 발견한 것과 같다. 벌침을 즐기는 아내는 시집올 때보다 몸매가 더 좋아졌다. 물론 얼굴도 마음도 더 예쁘게 되었다.

벌침이야기
08

아줌마 나를 믿나요

한 아줌마가 다리가 불편한 듯 걸음을 조심스럽게 걷고 있었다.
"아줌마, 다리가 많이 불편한 모양이지요?"
"예. 발목과 발바닥이 많이 아파요."
"그렇다면 벌침을 맞아 보세요."
"벌침 좋다는 말은 많이 들었는데, 어디서 어떻게 맞는지 궁금하고요. 비용도 그렇고요. 너무 따가울 것 같기도 하고 많이 부어오를 것 같아요."
"아줌마, 나를 믿을 수 있나요? 나를 정말로 믿고 벌침이 좋다는 것을 확신할 수 있다면, 내가 벌침을 놓아주지요. 단 꿀벌은 본인이 잡아오세요. 문구점에서 잠자리채와 곤충 채집용 플라스틱 통을 하나씩 사고 약국에서 핀셋 하나를 산 뒤, 코스모스꽃에 앉아 있는 꿀벌을 잡아오세요."

그리고 나서 아줌마와 헤어졌다. 다음날 필자는 여느 때처럼 꿀벌을 잡기 위해 코스모스꽃이 피어 있는 곳으로 갔다. 저만치에서 어제 만났던 아줌마가 아들과 함께 꿀벌을 잡고 있었다. 한편으론 반가웠지만 '아줌마가 발목과 발바닥이 얼마나 고통스러우면 저렇게 꿀벌을 잡으러 나왔을까? 라는 생각이 들었다. 병을 없애겠다는 마음의 자세가 너무 고마웠다.

"아줌마, 오늘은 내가 꿀벌로 벌침 몇 방 놓아줄 테니 따갑고 가렵더라도 꾹 참으세요. 아픈 것을 없애는 과정이니까요."

이렇게 말을 하면서 우선 필자의 족삼리혈에 벌침을 놓았다. 아줌마를 안심시키기 위한 행동이었다. 왼쪽, 오른쪽 다리의 족삼리혈에 각각 한 방씩 놓았다.

"양말을 벗고 바짓가랑이를 올리세요. 발목이 아프다고요. 여기가 아픈 곳인가요?"

이렇게 중얼거리면서 아줌마의 아픈 다리인 오른쪽 발목 안쪽의 복사뼈 아래 3cm 정도 부위인 중봉혈에 벌침을 한 방 놓았다. 그리고 족삼리혈에도 한 방 놓아주었다. 다음날 아줌마가 필자를 찾아왔다.

"밤에는 가렵지 않았는데 하룻밤 자고 나니 벌침 맞은 부위가 가려웠어요. 퉁퉁 붓기도 하고요."

"어떤 사람들은 벌침을 맞을 때 따갑다고 하지도 않고 붓지도 않아요. 그런 사람들은 이미 몸이 많이 망가진 사람들이랍니다. 벌침을 맞으면 따갑고 붓고 가려운 것이 사람의 몸인데, 그렇지 않은 사람들은 몸에 이상이 있다는 거지요. 작용에 대한 반작용이 없다면 좀 이상한 것이니까요. 연필 깎다가 칼로 손을 베었을 때 피가 나야 정상이지 피가 나지 않으면 이상한 것 아닙니까. 그런 사람들도 벌침을 즐기면 몸이 정상으로 돌아와서 따갑고 붓고 가렵게 됩니다. 그리고 한두 달 벌침을 맞으면 따가운 것은 계속되지만 붓는 것과 가려운 것은 사라집니다."

"많이 가려웠지만 약국에 가서 항히스타민제 사 먹지 않았어요. 벌을 스스로 극복하여 벌에 대한 내성을 키워야 벌침을 즐길 수 있다고 하시니까요."

"잘하셨습니다. 따갑고 붓고 가려운 것은 잠시지만 아픈 것은 죽을 때까지 함께할 것이니까요. 그런 의지라면 아줌마는 발목 아픈 것은 물론 어깨와 손가락 아픈 것도 완치할 수 있겠네요."

"제가 발목과 발바닥이 아파서 병원에 얼마나 다녔는지 몰라요. 침, 뜸, 전기치료 등 여러 가지 치료를 받았지만, 치료를 받을 때만 호전되다가 다시 재발하곤 했어요. 우리 같은 서민들이 누워서 있을 수만은 없잖아요. 나가서 일도 해야 하고, 집안 살림도 해야 하구요."

"아줌마, 혈압이 얼마죠?"

"저혈압에 가깝습니다."

"'벌침은 혈압을 낮추는 효과가 있으므로 저혈압인 사람들은 벌침을 갑자기 많이 맞으면 안 됩니다. 처음에 두 방 정도로 맞으면 큰 무리가 없을 것입니다. 이틀 후에 다시 봅시다."

약속한 날에 아줌마가 필자를 찾아왔다.

"이제 가려운 것이 처음보다 심하지 않아요. 부기도 빠지고요."

"서서히 벌침에 적응되고 있네요. 벌이 무섭지 않게 느껴져야만 벌에 완전히 적응이 된 것입니다. 나는 벌을 보면 반갑다는 생각이 들어요. 마치 밥을 한 끼 지나치면 허전한 것처럼 벌침을 맞지 않으면 허전해요."

"팔꿈치가 아프고 어깨와 목도 뻐근해요."

"알았어요. 오늘은 발등의 태충혈과 팔뚝의 수삼리혈에 벌침을 좌우 두 방씩 네 방 놓아줄 테니 벌을 이겨 보세요."

"제가 엄살이 심한 편인데 몸이 좋아지는 것 같으니 참아야지요."

"아무 것도 아니지요. 벌침 맞아보니까요?"

"참을 만하네요."

아줌마에게 3회에 걸쳐 벌침을 놓아주었고 그 이후로는 본인이 직접 꿀벌을 잡아 벌침을 즐기고 있다. 또 한 사람의 벌침 마니아가 태어난 것이다.

벌침이야기
09

술과 벌침

　벌침을 처음 맞을 때 심장에서 멀리 떨어진 혈자리부터 침을 놓는다. 심장에 무리를 주지 않기 위해서 그러는 것이다. 다시 말해 심장에서 되도록 멀리 떨어진 혈자리부터 벌침을 놓아 신체가 서서히 벌침에 적응된 후에 심장 가까이 있는 혈자리에 벌침을 놓아야 심장에 부담을 주지 않는 것이다. 이런 이치를 고려할 때 술을 마시고 벌침을 맞거나 벌침을 맞고 술을 마시는 것은 바람직하지 않다. 벌침을 맞고 술을 마시게 되면 벌침 맞은 부위에 뭉쳐 있던 벌독이 술 때문에 혈액순환이 빨라져 심장까지 짧은 시간에 도달하게 되고, 벌독에 약한 초보자들은 심장에 무리가 갈 수 있다. 따라서 벌침에 완전히 적응하기까지는 술을 마시고 벌침을 맞는 것이나 벌침을 맞고 술을 마시는 것은 삼가는 것이 좋다. 그러나 벌침을 3개월 이상 맞아 몸이 완전히 벌침에 적응된 경우는 다르다. 벌침을 맞고 가볍게 술을 마시는 것이 효과적일 수 있다. 벌침 맞은 부위에 뭉쳐 있던 벌독이 술로 인해 혈액순환이 활발해져 몸 구석구석에 빨리 도달하면서 청혈작용(피를 맑게 해줌)을 도와 벌침 효과가 배가 될 수 있다. 벌침을 맞고 술을 적당히 마시는 것이 벌침 마니아들에게는 오히려 이로울 수도 있는 것이다. 벌침 마니아들은 술을 과음한 다음날 아침 주독이 풀리지 않을 때 주요 혈자리에 벌침을 맞으면 금방 주독이 풀린다. 백회혈, 천주혈, 관원혈, 합곡혈, 수삼리혈, 태충혈 등에 벌침을 맞으면 효과가 있다.

벌침이야기
010

모든 병의 근원을 없애는 벌침

산삼이 앞에 놓여 있다면 사람들은 질병이 있거나 없거나 먹을 것이다. 물론 자신의 친지 중에서 건강이 매우 좋지 않은 사람이 있다면 그에게 선물하려는 이들도 있겠다. 그렇지만, 산삼은 일반 서민들이 쉽게 접근할 수 있는 물건이 아니다. 가격도 비쌀 뿐더러 구하기도 힘이 들기 때문이다. 필자는 일반 서민들도 산삼의 효능에 뒤지지 않는 것을 아주 쉽게 접할 수 있으며, 그것을 즐길 수 있다고 확신한다. 바로 꿀벌이다. 우리나라 어디를 가나 볼 수 있는 것이 꿀벌이다. 이 꿀벌로 서민들이 스스로 벌침을 즐기게 되면 산삼 먹는 것만큼이나 훌륭한 건강 지킴이가 될 것이다. 벌침은 침술 효과, 뜸 효과, 그리고 혈액순환 개선효과가 있다. 또한, 벌독은 강력한 천연항균 물질이다. 침술과 뜸은 인체의 '기'를 잘 순환시킨다. 인체에 주입된 벌독은 불필요한 세균 등을 제거한다. 벌침을 맞으면 붓게 되는데 이것이 바로 혈액순환 개선효과를 일으키는 원리이다. 인체의 혈관(모세혈관 포함)이 팽창되어 혈류량을 증가시키니 혈액순환이 잘 이루어진다. 모든 병의 원인은 혈액순환 장애에 있다고 해도 무리는 아니다. 건강한 사람도 벌침을 즐기면 질병을 예방할 수 있다. 인체의 기가 잘 돌고 몸속의 불필요한 세균 등을 죽이고 혈액순환이 잘 되어 면역력이 강화되는데 감히 어떤 질병이 발붙일 수 있을까? 벌독은 걸쭉한 피를 맑은 피로 바꿔주는 작용을 한다. 우리가 알고 있는 청혈작용이라는 것이다. 걸쭉한 피나 혈전(피떡) 같은 것이 혈관을 막히게 하여 고혈압이나 급성심근경색, 중풍, 뇌출혈, 동맥경화, 스트레스, 각종 염증과 통증 등을 유발하기도 한다. 벌독이 피를 맑게 해 주니 벌침 마니아들은 혈관이 막히는 경우는 없을 것이다.

벌침이야기 011

처음 벌침을 맞던 날

심장에서 멀리 떨어진 혈자리에 벌침을 네 방 맞았다.
"일단 한 방 맞아보면 모든 것을 알 수 있다."
라고 말을 하면서 도사는 필자에게 벌침을 놓았다.
어릴 적부터 벌에 쏘이면 매우 가렵고 부었던 기억이 있고 체질이 옻닭도 먹지 못하기 때문에 약간의 두려움이 있었지만, 아내도 맞았고 도사 또한 자신의 몸에 벌침 맞는 것을 보여주니(성기에 벌침을 꽂아 놓고 있었음) 자신감이 생겼다. 다른 사람도 벌침을 맞는데 나라고 못할 것이 있겠는가? 라는 오기가 생겨 벌침을 맞았다. 제법 따끔한 맛을 느꼈다. 다리의 족삼리혈과 팔의 수삼리혈에 꿀벌로 직침했다.

"몸이 많이 좋지 않으면 벌침의 따끔한 맛이나 가려움증을 잘 느끼지 못하네. 그런 사람은 벌침을 맞으면 맞을수록 몸이 좋아지게 되고 따끔한 맛이 서서히 살아난다네. 하지만, 가려움증은 잠시 살아났다가 벌침을 즐기면 사라져 간다네."

"죽는 것은 아니겠지요?"

"꿀벌에 쏘여서 죽은 사람은 거의 없다고 봐야 하네. 전부 땅벌이나 땡삐, 바다리, 잡벌 등의 꿀벌이 아닌 벌들에게 여러 방 쏘여서 실신하거나 죽은 사람들이라네."

"벌침은 반드시 꿀벌로 맞아야 하나요?"

"그렇다네. 꿀벌의 벌독 성분을 분석한 결과 사람에게 해로운 성분이 거의 없다는 결론을 얻었다고 하네. 우리들이 흔히 볼 수 있는 양봉하는 꿀벌 말이네. 의학의 아버지라고 하는 그리스 시대의 히포크라테스는 벌독을 '신이 내린 명약'이라고 말했다는군. 벌침을 맞아보면 알겠지만 그 말이 사실이라는 것을 몸으로 직접 체험하게 될 걸세."

"어떻게 그것을 알았을까요. 현미경도 화학약품도 없었을 텐데, 벌독이 좋다는 것을요?"

"아마 직접 체험했을 것 같네."

이런 대화를 나누면서 벌침을 네 방 맞고 필자의 벌침 첫날은 별 탈 없이 지나갔다. 지난날을 돌이켜 보니 벌침 첫날 도사가 나에게 말했던 내용이 하나도 틀리지 않았다는 것을 확신할 수 있다.

벌침이야기
012

다음날부터

 첫째 날을 무사히 넘기고 다음날부터 도사에게 벌침을 계속 맞았다. 여러 곳의 혈자리를 배우면서 망가진 필자의 몸에 벌침을 맞았다.
 "벌침에 가장 잘 맞는 띠가 무엇인 줄 아나?"
 "글쎄요."
 "돼지띠라네. 돼지가 '꿀꿀' 소리 내는 것만 봐도 알 수 있지. 돼지는 꿀을 좋아해서 코로 땅을 파고 벌들이 모아 놓은 꿀을 찾아 먹지. 돼지는 비계가 많이 있기 때문에 벌이나 뱀도 무서워하지 않네. 돼지 비계에 벌이나 뱀이 독을 주입해도 독이 혈관까지 도달하는데 어려움이 있으니 별 영향을 받지 않는 다네. 그래서 돼지는 뱀을 잡아먹을 수 있다네."

"그렇군요. 벌침에 특별히 거부감이 있는 띠가 있나요?"

"그런 띠는 없다네. 사람마다 벌침에 적응하는 기간이 조금씩 다르지만, 대부분 잘 맞는다네. 벌침을 아주 약하게(하루에 1회에 두 방 정도 맞음) 놓아 적응시키면 문제가 없다네."

"벌침은 혈자리에만 놓아야 하나요?"

"물론 혈자리에 정확히 놓으면 침술 효과와 뜸 효과를 확실하게 볼 수 있어서 좋으나, 벌침을 맞는 부위는 넓게 영향을 받으므로 정확한 혈자리가 아니라도 문제가 없네. 일반인들이 정확한 혈자리를 찾는 것이 그리 쉬운 일은 아니지 않는가."

"벌침은 아픈 곳에 직접 놓아도 되나요?"

"좋은 질문이네 벌침의 유용성이 바로 그것이네. 혈자리를 전문적으로 익히지 않은 일반인들도 아픈 환부에 직접 벌침을 맞을 수 있네. 벌독은 페니실린의 천 배 이상의 강력한 천연항균 물질이기 때문에 환부에 직접 맞는 것도 좋다네."

이런저런 대화를 나누면서 도사는 계속해서 필자에게 벌침을 적응시켜 주었다.

벌침이야기
013

명현 반응

벌침을 맞으면 초기에 가려워서 잠을 설치는 경우가 있다. 특히 살이 많은 부위에 벌침을 맞으면 유난히 가렵다. 하지만, 벌침이 차츰 적응이 되어가면서 가려움증은 사라져 간다. 그리고 어떤 사람은 종종 한기를 느끼거나 두드러기가 날 수도 있는데 이런 것들이 일종의 명현 반응이다. 극소수의 사람들은 벌침을 맞아도 따갑지도 가렵지도 않다고 한다. 그것은 몸 상태가 많이 부실하다는 증거다. 정상적인 피부나 신경을 가진 사람이라면 벌침을 맞으면 따갑고 가려운 것은 당연한 것이다. 또한, 붓는 것도 마찬가지이다. 하지만, 벌침을 맞을 초기에 아무렇지도 않다고 말하는 사람들도 자꾸 반복해서 벌침을 맞게 되면 따가움과 가려움 그리고 부기를 느끼게 된다. 몸 상태가 좋아지기 때문이다. 벌침을 초보자가 과하게 맞으면 사타구니나 배 부위에 갑자기 두드러기가 심하게 날 수 있다. 30분 정도 지나면 두드러기는 저절로 사라지니 놀라지 않아도 된다. 이런 과정을 거치면서 벌침에 완전히 적응이 되면 계속 벌침을 맞아도 두드러기는 나지 않는다. 어떤 이들은 놀라서 약국에서 항히스타민제를 사 먹기도 하지만 벌침에 진 것이나 다름이 없다. 물론 극히 일부 사람들은 참을 수 없을 정도로 두드러기가 심하게 나고 한기를 많이 느낀다면 약을 사 먹어야 한다. 초보자가 무리하지 않고 서서히 약하게 벌침을 맞으면서 적응 훈련을 한다면 심한 두드러기나 한기는 생기지 않는다. 명현 반응이 나타나면 벌침에 적응이 되어가고 있다는 것이다. 그러면 벌침 마니아가 되어 한평생을 건강하게 즐길 수 있다. 통상 1~2주 정도면 명현 반응을 거친다. 약하게 명현 반응이 나타나는 사람은 잘 모르고 지나칠 수 있다.

벌침이야기
014

한 달 정도 벌침을 맞으면

처음 벌침을 맞는 사람이 한 달 정도 벌침을 맞게 되면 거의 벌침에 적응이 된다. 횟수로는 15~20회이고 일주일에 3~4회 정도로 맞는 경우이다. 팔, 다리, 배, 등의 주요 혈자리에 집중적으로 벌침을 맞아 어느 정도 벌침에 적응이 되면 목과 머리의 주요 혈자리에도 벌침을 맞을 수 있다. 목과 머리의 주요 혈자리에 벌침을 맞고 몸 전체가 벌침에 적응이 된 이후에 벌침의 꽃인 성기에 벌침을 맞을 수 있다. 성기에 벌침 맞는 요령은 별도로 다뤘다. 한 달 정도 벌침을 맞게 되면 꿀벌을 무섭지 않게 느끼게 되고 벌침 맞는 것이 제법 즐겁다는 생각이 든다. 벌침을 놓는 방법은 여러 가지가 있다. 벌침을 놓는 방법에 따라 직침법과 발침법으로 나눈다. 직침법은 꿀벌로 직접 신체의 필요한 부위에 벌침을 놓는 것이고, 발침법은 꿀벌의 침을 뽑아서 벌침을 놓는 것이다. 요즘은 벌독정제액을 만들어 주사기로 인체에 주사하기도 한다. 필자가 즐기는 것은 직침법이다. 직침법은 누구나 쉽게 벌침을 즐길 수 있고 또한 살아있는 꿀벌을 사용하므로 아주 신선한 침과 벌독으로 벌침을 언제 어디서나 특별한 장비가 없어도 즐길 수 있는 장점이 있다. 꿀벌을 손가락으로 잡아 신체의 필요한 부위에 갖다 대면 꿀벌이 쏘게 되고 그런 다음 신체에 있는 꿀벌의 침을 손가락으로 뽑아내면 그만이다. 손가락으로 꿀벌 잡기가 곤란하면 간단한 핀셋으로 꿀벌을 잡아 벌침을 즐기면 된다. 벌독정제액을 사용하려면 전문가만이 가능할 것이고 벌독정제액을 제조할 때 변질되지 않게 약품처리를 해야 하며 보존기간 관리도 필요할 것이다. 물론 주사기 소독도 필수조건이다. 약병과 주사기 등 환경문제도 고려해야 한다. 발침법은 벌침의 강도가 미약하다. 꿀벌에게서 침을 뽑으면 일단 찌르는 강도가 약해지기 때문이다. 따라서 벌침의 짜릿한 맛을 별로 느낄 수 없으며, 벌독이 신체에 충분히 주입되지 않는다. 또한, 벌침은 꿀벌의 침을 사용하는 횟수에 따라 단침법과 산침법으로 구분한다. 단침법은 벌침 하나로 한 곳에 벌침을 놓는 것이고 산침법은 벌침 하나로 여러 곳에 벌침을 놓는 것이다. 산침법은 벌침을 매우 두려워하는 사람이나 초보자들에게 종종 사용하지만 벌침 효과가 미약하여 잘 사용하지 않는다. 벌침은 직침법과 단침법이 효과적이다. 누구나 쉽게 즐길 수 있기 때문이다. 간단하고 번거롭지 않아서 일반인들이 즐기기에 안성맞춤이다. 직침법과 단침법으로 벌침을 즐길 때는 꿀벌의 침을 신체에서 뽑아내는 시간을 조절하여 벌독의 주입량을 조절할 수 있으며, 벌침의 짜릿한 맛을 충분히 맛 볼 수 있다. 그리고 언제 어디서나 스스로 즐길 수 있어서 편리하다. 꿀벌은 침을 뽑히면 죽는다. 따라서 꿀벌의 침은 일생에서 한 번 사용하는 것이라 지저분하지 않다. 이 사람, 저 사람, 돼지나 소 등과 같이 여러 곳에 찌르던 침이 아니니 위생적일 수밖에 없다.

벌침이야기
015

절뚝거리는 사람들

야트막한 마을 야산이나 공원에 많은 사람이 운동을 하려고 모여든다. 양지 바른 곳에 아직은 젊어 보이는 한 남자가 앉아 있다. 그 옆에는 중년의 여성이 지팡이를 짚고 천천히 하지만 힘들게 걷고 있다. 중풍으로 한쪽의 신경이 마비되었던 사람들이다. 한쪽의 팔과 다리를 원활하게 사용할 수 없다. 때로는 걸인들이 '돈을 달라'는 모습과 비슷하게 손을 내밀고 걷기도 한다.

"평상시 건강관리를 하지 않으면 누구나 저렇게 될 수 있다네. 절뚝거리며 걷는 것이 얼마나 불편하겠나. 사람이 산다는 것이 반드시 생명유지만을 위한 것은 아니라네. 얼마나 건강하게 사느냐가 중요한 것이라네. 가정에 저런 환자 한 명 있다고 생각해 보게. 가정의 행복은 찾기가 어려울 걸세."

"저런 사람도 벌침을 즐겼더라면 저렇게 불편하게 살지는 않았을 거라는 의미죠?"

"물론이지. 평상시 조금만 건강에 관심을 기울인다면 평생을 후회할 병치레는 없을 것인데, 쯧쯧. 저 환자의 고통이 얼마나 심하겠나. 벌침의 효능을 믿고 건강할 때 몸 관리를 했더라면 저런 불행한 결과는 찾아오지 않았을 것이라고 확신하네."

"벌침을 즐기면 저런 병도 예방할 수 있다는 뜻인가요?"

"그렇다네. 벌침을 맞으면 붓는 원리를 생각해 보게. 이 붓는 원리가 신체의 모든 혈관(모세혈관 포함)을 팽창시켜 혈류량을 대폭 증가시켜(혈관 단면 증가), 근본적으로 혈액순환 장애를 개선하며 여러 가지 발병 원인을 제거하게 된다네. 특히 사람의 뇌는 아주 미세한 혈관으로 이루어져 있다네. 뇌혈관에 혈액이 막히지 않고 잘 흐르게 되니 신체의 모든 명령체계가 활발하게 작동되고, 각종 신경전달물질이 신체 구석구석에 원활하게 전달되어 만병이 발병하지 못하게 한다네."

"벌침을 맞으면 눈도 맑아지고 기분도 좋아지는 원리가 거기에 있었군요?"

"머리나 목 부위의 혈자리에 직접 벌침을 맞으면 금방 기분이 좋아지는 것을 알 수 있다네. 물론 편두통이나 만성두통, 스트레스에 시달린 사람이 느끼는 기분은 마치 구름 위에 뜬 기분처럼 즐거워진 다네."

"머리나 목을 포함해서 평상시 신체의 주요 혈자리에 벌침을 즐기면 혈액순환이 왕성하게 되어 신진대사가 막힘이 없으니 스트레스 해소, 피부미용 효과 등도 맛 볼 수 있다는 말이네요."

"사소한 병뿐이겠는가? 혈액순환만 잘 되면 만병의 발병을 억제할 수 있다네. 암, 내장 질환, 간염, 간경화, 기관지 천식, 폐렴, 신경통, 관절염, 디스크, 중이염, 정력감퇴, 어깨결림, 탈모, 비듬, 고혈압, 저혈압, 편두통, 불면증, 비염, 정맥류, 체지방, 오줌발 약함, 중풍, 요통, 당뇨, 신장염, 각종 염증과 통증 등 병이란 병은 전부 혈액순환 장애에서 비롯된다고 알고 있네. 그런데 벌침은 혈액순환 개선효과가 있으니 만병을 예방한다고 해도 무리가 아니라고 나는 믿고 있네."

"치료보다는 예방효과를 믿으라는 말이죠?"

"물론이지. 미리 건강관리를 하면 좋지 않겠나."

"그럼 공짜로 벌침을 무조건 즐기라는 말씀이네요."

"그렇지. 하지만, 주의할 점이 있네. 산삼도 한 번에 너무 많이 먹으면 역효과가 있듯이 벌침도 욕심 부리지 말고 알맞게 즐겨야 하네.

벌침이야기
016

성기에 벌침을 맞다

 벌침에 완전히 적응한 것을 확인하려면 성기에 벌침을 직침할 수 있는지를 알아보면 된다.
 "언제쯤 성기에 벌침을 맞을 수 있나요?"
 벌침을 맞은 지 한 달 정도 지나서 조급한 마음에 도사에게 물어보았다.
 "돌아오는 돼지날에 한 방 놓아보자고."
 "돼지날에 벌침을 놓아야 하는 특별한 이유가 있나요?"
 "물론 이유가 있지. 돼지가 꿀벌을 무서워하지 않기 때문이지. 성기는 매우 민감한 혈자리여서 벌침을 맞을 때 여러 가지를 고려해야 하거든."

"드디어 돼지날이 되어서 성기에 벌침을 맞았다.

"일단 한 방 놓아보자고. 거기에 진리가 있으니까."

귀두가 아닌 성기의 특정 혈자리에 벌침을 한 방 직침하였다. 특이한 것은 성기에 꿀벌로 직침하고는 꿀벌의 침을 그냥 꽂아 놓는 것이었다. 30여 분 지나서 침을 뽑았다.

"귀두에는 절대로 벌침을 맞으면 안 되네. 속살이니 상처가 나서 곪을 수 있고 쇼크를 받을 수도 있으니 말일세. 너무 민감한 부위라서 그렇다네."

성기에 벌침 맞는 부위는 귀두 경계선에서 성기 안쪽으로 조금 들어간 부위(1cm 정도 들어간 곳)였다.

"주먹으로 나무를 치는 연습을 하면 주먹의 나무가 닿는 부위에 굳은살이 박이지. 같은 원리로 성기의 특정 혈자리에 계속 벌침을 맞으면 굳은살 비슷한 것이 생긴다네. 마치 성기에 금가락지를 낀 것과 같이 테두리가 만들어질 걸세. 성기에 벌침을 맞으면서 덤으로 성기 보정 효과도 얻게 된다네. 발기시 성기가 꽤 커진 것을 알 수 있을 걸세. 발기의 원리가 혈액순환 아닌가? 혈액순환이 잘 되니 발기가 잘 될 수밖에 없지."

"성기에 테두리가 만들어지면 어떤 좋은 점이 있나요?"

"남자의 성기에 굳은살 테두리가 있으면 섹스할 때 여성의 질속의 분비물을 훑어내니, 섹스감각도 색다르며 질염예방도 될 것이네."

"성기에도 혈자리가 있군요?"

"일반 침으로 성기에 침을 놓는 것을 보질 못했네. 일반 침과 벌침의 차이점 중의 하나가 바로 이것이라네. 벌침용 혈자리가 성기에는 있네. 귀두 경계선에서 성기 안쪽으로 1cm 정도 들어간 부위 중에서 성기를 위에서 내려다봐서 왼쪽 중앙은 간장을 강화시키고, 아래쪽은 신장, 오른쪽은 심장, 위쪽은 폐를 강화시킨다네. 물론 이곳들을 기준으로 해서 성기 둘레에 계속 벌침을 즐기면 전립선염, 오줌발 약함, 조루증, 지루증, 발기부전, 정력감퇴, 요도염, 신장염, 방광염 등의 예방에 탁월한 효과가 있다네."

"성기에 벌침을 맞는 것이 성기보정만을 위한 것이 아니군요. 오히려 성기보정은 부수적인 결과물이네요."

"그렇지."

이렇게 시작한 성기에 벌침 맞는 것이 어느덧 생활화되어 스스로 하루에 20~30방씩 맞을 때도 있다. 일반인들은 벌침 마니아가 된 이후에 1회에 3~10방 정도로 일주일에 1~2회 정도가 적당하나 지나치면 모자람만 못하다는 것을 명심해야 한다. 낮에 성기에 벌침을 십여 방 맞고 밤에 섹스를 하면 남녀 모두 만족한 결과를 얻을 수 있다. 여성의 불감증에 효과가 있으니 벌침의 효능이 무궁무진하다. 섹스와 관련된 여러 가지 비법은 다음 기회에 다루려고 한다.

벌침이야기
017

뱃살과 체지방 제거에 벌침이 최고

　벌침에 완전히 적응된 후에 배, 등, 다리, 팔, 머리, 목, 얼굴, 손, 발, 성기 등의 혈자리에 벌침을 즐겼다. 특히 목과 머리와 배 부위 혈자리에 벌침을 많이 맞으니 체중감소가 일어났다. 하루는 일 년 정도 만나지 않았던 30대 후반의 아줌마가 필자를 찾아왔다. 필자의 살 빠진 모습을 보고는 마치 환자처럼 피골이 상접한 것 같다고 했다. 그 아줌마는 살이 아주 빵빵하게 불어 있었다.
　"내가 벌침을 너무 많이 맞아서 이렇게 살이 빠진 것 같네요."
　"아저씨, 저도 뱃살 좀 빼주세요."
　"내가 뱃살을 빼주는 것이 아니라, 아줌마 스스로 벌침을 배워 즐기면 부수적으로 살이 빠집니다. 벌침을 믿고 긍정적으로 받아들여 신체를 벌침에 완전히 적응한 후, 벌침을 취미생활로 즐기면 쉽게 살이 빠지게 됩니다."

아내와 함께 꿀벌통을 사서 벌침을 한창 즐기던 어느 겨울에는 살이 너무 빠져 맞는 옷이 없었으며, 둘이서 잠자기 전에 밤참을 먹기도 했다. 꿀벌이 많으니 좀 지나치게 벌침을 즐겼던 것이다. 아무튼 벌침을 즐기면 불필요한 지방이 사라지는 것은 확실하다. 지방이 어느 특정 부위에 있던지 문제가 되질 않는다. 벌침을 맞으면 혈액순환이 원활하게 되고 신진대사가 활발해져 체지방이 쌓이는 일은 없게 되는 것이다. 뚱뚱한 사람들이 자주 보인다. 하지만 너무 걱정하지 말라고 말해주고 싶다. 시간을 내어 벌침을 즐기면 저절로 몸매는 균형을 잡게 될 것이다.

벌침이야기
018

짜증과 스트레스를 완전히 없앴다

 필자는 성격이 많이 급하고 매우 복잡하게 생각하는 습관이 있어 언제나 머리가 편할 날이 없었다. 다시 말해 잠자는 시간을 빼고는 항상 긴장과 스트레스 속에서 생활을 했다. 복잡하게 꼬인 일들을 차라리 즐기자고 마음을 고쳐먹었지만 가중되는 스트레스에 건강이 많이 악화 되었다. 술로도 담배로도 해결되지 않는 스트레스였다. 밤새워 술을 마셔 보았지만 아침이면 변함없이 찾아오는 복잡한 스트레스를 어쩔 수 없었다. 벌침을 즐기면서 그렇게 필자를 짓누르던 짜증과 스트레스가 말끔히 사라졌다.
 "우리 몸에서 모세혈관이 가장 많이 있는 곳이 어디겠는가. 바로 머릿속의 뇌혈관 부위라네. 뇌는 모세혈관으로 이루어졌다고 해도 무리는 아닐 걸세. 생각해 보게. 머리에 벌침을 맞으면 뇌혈관들이 붓게 될 걸세. 그러면 혈액순환이 배가 되어 스트레스가 쌓일 틈이 있겠는가? 혈류량은 혈관의 단면적에 비례한다네. 바로 이런 원리 때문에 머리에 벌침을 맞으면 골치 아픈 것들이 모두 사라지는 것이라네. 물론 뇌에서 만들어지는 신경전달물질들도 신체 각 부위로 원활하게 전달되어 몸 전체가 균형을 이루게 된다네."

"그러니까 벌침이 특히 좋은 부위는 머리라는 말이죠?"

"암. 신체를 다스리는 사령부가 머리 아닌가. 사령부가 와해되면 전쟁은 진 것이라네. 하지만 머리에 벌침을 맞으려면 먼저 머리를 제외한 신체의 혈자리에 벌침을 놓아 적응한 후에 맞아야 하네. 그리고 머리에 벌침을 즐기면 뇌출혈은 예방이 된다네. 뇌출혈이 무엇인가? 뇌혈관이 터져 피가 고이는 것이라네. 강한 충격을 받아 터지는 것은 어쩔 수 없으나, 뇌혈관이 막혀 터지는 일은 없을 걸세."

"머리에 벌침을 맞으면 또 다른 이점이 있나요?"

"물론이지. 머리카락이 빠지는 것을 예방할 수 있다네."

머리카락 빠지는 것과 흰머리에 대해서는 별도로 다뤘다. 모든 병의 원인 중의 하나는 스트레스이다. 그 스트레스를 없애는 것이 모든 병의 발병을 막는 지름길이다. 벌침을 즐겨 건강의 적인 스트레스를 없애버리자.

벌침이야기
019

탈모와 흰머리

　사람이 나이가 들면 찾아오는 것이 탈모와 흰머리다. 요즘은 스트레스와 환경오염으로 인해 탈모와 흰머리가 생기는 나이도 이삼십대로 낮아졌다. 어떤 젊은 총각이 탈모가 찾아왔다며 솔잎을 붓처럼 묶어 그 끝 부분으로 탈모가 일어나는 부위를 피가 나도록 자극하는 것을 보았다. 탈모만 예방할 수 있다면 뭐든지 하겠다는 결연한 의지를 갖고 말이다. 두피에 벌침을 맞으면 혈액순환이 왕성하게 되고, 이로 인해 머리카락에 영양공급이 잘 되어 탈모가 예방된다. 흰머리도 마찬가지로 억제된다. 필자는 머리에 벌침을 즐긴다. 맞는 부위는 백회혈, 천주혈, 풍지혈, 풍부혈, 전정혈, 상성혈, 아문혈 등이며 이마

(M자형 머리인 경우 M자의 꼭짓점 부위에 해당하는 곳과 선분의 중앙 부위에 대응하는 곳을 번갈아 맞음)에도 벌침을 즐긴다. 그리고 머리를 검지로 눌러서 움푹 들어가는 곳이 있는데 이것 역시 벌침을 즐기면 좋다. 원형 탈모인 경우에는 환부에 직접 벌침을 맞을 수 있다. 벌침을 머리에 즐기면 비듬이 사라지는 것도 알 수 있다.

벌침이야기
020

얼굴이 예뻐진다

아내와 함께 벌침을 즐기다 보니 아내가 점점 예뻐지는 것이었다. 벌침이 혈액순환을 원활하게 하는 효과가 있으니 당연한 결과다. 광대뼈나 턱 부위에 불필요하게 쌓여 있던 지방이 사라지게 되니, 네모형 얼굴이나 균형이 잘 잡히지 않은 울퉁불퉁형 얼굴이 계란형 얼굴로 되는 것이다. 얼굴의 뼈를 덮고 있는 살의 두께가 일정하게 되어 그렇게 되는 것이다. 넓은 얼굴도 불필요한 피부 속 지방이 사라지니 조금은 좁게 보인다. 특히 벌침 마니아들의 얼굴은 금방 확인할 수 있다. 벌침 마니아는 벌침을 맞고 있는 사람을 알아볼 수 있다. 손으로 얼굴을 만져보면 뼈를 감싸고 있는 얼굴 살이 한곳으로 몰려 있지 않고 일정한 두께로 유지되고 있는 것을 알 수 있다. 얼굴 부위는 주로 이마에 벌침을 맞는다. 머리가 나기 시작한 부위를 맞으면 벌침 맞은 흔적도 감출 수 있고 눈도 맑아지고 피부도 탱탱해지는 것을 느낄 수 있다. 처음에는 붓지만 벌침에 적응을 하면 별로 붓지 않는다.

"아줌마, 남편이 요즘 예뻐졌다고 하지요?"

가끔씩 꿀벌을 잡아서 벌침을 놓아 달라고 부탁하는 아줌마에게 물었다.

"글쎄요. 남편은 사업상 늦게 퇴근하니 그런 말을 할 기회가 없는데, 몇 달 만에 만난 친구가 얼굴이 예뻐졌다고 그러던데요."

"벌침 때문에 그런 것이니 막걸리 한잔 사야겠네요."

"막걸리가 문제가 되나요. 건강하고 예뻐지게 되면요. 호호호."

벌침이야기
021

오줌발이 약해질 때

　젊어서야 문제가 없지만 남자들은 나이가 들어가면서 오줌발이 약해진다. 물론 여자들도 요실금이나 방광에 염증이 있으면 오줌을 시원하게 누질 못한다. 오줌을 누고 성기를 흔들어 털지만 요도에 남아있는 잔변감은 어찌 할 수 없다. 심하면 바지에 오줌을 묻히기도 한다. 오줌발이 약해지는 것은 전립선과 신장, 방광, 요도 등에 이상이 있어 그럴 수 있다고 본다. 벌침을 성기(귀두가 아닌 부위)나 중극혈(배꼽과 음모가 있는 치골 사이를 5등분 했을 때 치골에서 위로 1/5 정도 되는 곳)에 직침하면 오줌량도 많아지고, 오줌도 딱딱 끊어지게 눌 수 있고, 오줌발도 세진다. 필자는 성기와 중극혈 외에 삼음교혈(발목 안쪽 복사뼈 위로 4cm 정도 되는 부위), 관원혈(단전)에도 벌침을 즐기니 효과가 좋았다. 벌침을 모르는 중년의 남성들 중에는 아직도 바지에 오줌을 묻히는 사람들이 많을 것이다.

"전립선염 같은 것은 대부분의 남성들에게 나타나는 것이라고 하던데요?"

"물론이지. 오직 한 여자와 성관계를 했다면 발병확률이 낮다고 하네. 하지만 주기적인 성생활을 하지 않아도 정액에 포함되어 있는 전립선액을 배출하지 않아 발병확률이 높을 수 있다네. 벌침을 즐기면 그런 걱정 하지 않아도 된다네."

벌침이야기
022

정맥류가 사라졌다

　다리의 혈관이 울퉁불퉁 튀어나오거나, 아주 파란 혈관이 선명하게 보이는 것이 정맥류이다. 혈액순환 장애의 일종이다. 오래 서서 일을 하는 사람이나 혈관이 막히거나 가스가 차는 사람에게 주로 생가는 질환이다. 큰 불편은 없으나 미용상 좋지 않을뿐더러 혈액순환이 원활치 않으니 스트레스를 받는다. 정맥류가 있는 사람들은 대부분 수술을 받고 치료를 한다. 필자는 어느 날 찾아온 정맥류 때문에 고민을 많이 했었는데 이제는 정맥류가 완전히 사라졌다. 수술은 하지 않았지만 벌침을 즐기니 완치가 된 것이다. 벌침을 족삼리혈, 삼음교혈, 태충혈 등과 종아리 부위에 집중적으로 맞으니 정맥류가 사라진 것이다. 물론 튀어나온 혈관 옆에도 예외 없이 벌침을 즐겼다.

"벌침이 일반 침과 다른 것은 일반 침은 정확한 혈자리에 침을 놓아야 효과를 볼 수 있지만, 벌침은 혈자리에 정확히 놓지 않아도 영향을 받는 부위가 넓기 때문에 효과를 볼 수 있어 편리하다네. 벌침은 뜸 효과도 동반한다네. 그리고 벌침은 환부에 직접 직침을 해서 치료할 수 있는 이점이 있다네. 이런 점들이 벌침이 지니고 있는 비교우위이자 경쟁력이라네."

"환부에 직침한다고요?"

"아무렴. 벌침에 적응하고 나서 그렇게 하면 되네. 벌침을 놓을 때는 굵은 혈관을 피해서 놓아야 한다네. 모세혈관에 놓아야 효과가 있다는 뜻이네."

벌침이야기
023

소주 한 병 마시고

오랜만에 친구와 약속이 있어 벌침을 25방 맞고 갔다. 친구를 만나 저녁을 먹었다. 소주를 곁들인 저녁식사지만 친구는 소주를 마시지 않았다. 필자가 소주 한 병을 전부 마셨다. 저녁을 마치고 친구와 함께 노래방에서 1시간 정도 목을 풀었다. 조금은 걱정이 되었지만 술이 취하지 않은 것 같아 직접 운전을 하여 집으로 돌아오는데, 도로에서 음주단속을 하고 있었다. 피할 수 없는 운명이기에 경찰 아저씨가 시키는 대로 힘껏 불으라는 것을 불었다.

"아저씨, 안녕히 가십시오."

"라는 경찰 아저씨의 말에 귀를 의심하면서 차를 몰았다. 소주 2홉

한 병을 마시면 12시간 정도 지나야 혈중 알코올 성분이 분해가 된다고 믿고 있었는데, 2시간 정도 지나서 음주단속에 걸리지 않았으니, 모든 것을 벌침 탓으로 돌릴 수밖에 없었다. 벌침을 맞고 술을 마시면 빨리 깬다는 기분이 든다. 술 욕심도 많아진다. 폭음을 하고 다음날 숙취해소가 안 되어 골치가 아프고 눈이 벌겋게 되는 것도 벌침 십여 방 맞으면 금방 해결된다. 목의 천주혈, 머리의 백회혈, 손의 합곡혈, 발의 태충혈, 복부의 관원혈, 팔의 수삼리혈에 벌침을 열 방 맞으면 숙취에서 해방된 기분이 든다. 심지어 다시 술을 마시고 싶은 생각이 들기도 한다. 어느 아줌마가 남편의 알코올성 지방간을 치료하기 위해 남편에게 벌침을 맞게 했는데, 남편이 술을 더 많이 마시게 되어 벌침을 그만 맞으라고 했다는 이야기가 있다. 아무튼 벌침은 알코올 성분을 빨리 분해하는 효능이 있다. 벌침을 맞으면 스스로 술이 많이 세졌다는 느낌을 갖게 된다.

벌침이야기
024

벌침의 하이라이트

　벌침을 배워 생활화하면 여러 가지 부수적인 효능을 얻을 수 있다. 완전하게 벌침에 적응이 되는 것은 여성은 머리와 목에(여성 성기 벌침은 추후) 남성은 추가로 성기에 벌침을 맞는 것이다. 벌침의 하이라이트라고 하겠다. 성기에 벌침을 10~20방씩 즐기는 경지이다.(일반인들은 하루에 3~10방 정도로 일주일에 1~2회가 적당, 과하면 모자람만 못함) 인위적인 성기 확대수술을 하지 않아도 성기보정이 된다. 인위적인 수술로 성기 확대수술을 했을 경우 발기부전이 찾아오면 무용지물이 되지만, 벌침을 맞아서 성기보정이 된 경우엔 발기부전이나 전립선염 같은 것이 예방되어 그런 불행한 경우는 없을 것이다. 성기에 벌침을 맞으면 성기가 스멀거리는 기분을 맛볼 수 있다. 주의 할 점은 절대로 귀두에 벌침을 맞으면 안 된다는 것이다. 귀두 안쪽 경계선에서 몸 쪽으로 1cm 정도 들어간 부위를 집중해서 벌침을 즐기면 된다. 성기에 굳은살 테두리가 만들어질 것이다. 아무튼 성기나 중극혈에 벌침을 즐기면 아내가 점점 예쁘게 보일 것만은 확실하다. 성기에 벌침을 처음 한 방 놓으면 얼마 지나지 않아 성기가 주먹만 하게 부풀어 오르지만 느낌은 그다지 나쁘지 않다. 처음에는 심하게 붓다가 자꾸 성기에 벌침을 맞게 되면 벌침 초기처럼 심하게 붓는 일은 없다.

벌침이야기
025

짜릿한 벌침 맛

벌침을 맞을 때 따끔한 맛이 있다. 따끔한 맛의 강도는 몸이 많이 부실한 사람은 약하고 건강한 사람일수록 세다.

"벌침 맞으면 따끔한 맛이 기다려지는 것이 사실인가요?"

"벌침은 맞으면 맞을수록 믿음이 간다네. 그것은 본인 스스로 그 효능을 직접 체험하기 때문이라네. 내가 이렇게 자신 있게 말할 수 있는 것은 나 자신이 스스로 체험을 해서라네. 세상 사람들 중에 자기 몸으로 임상을 한 자가 몇이나 될까? 나는 내 스스로 벌침의 모든 것을 체험했다네. 사실 벌침을 즐기면 배가 고프면 밥이 먹고 싶듯이 따끔한 벌침 맛이 기다려진다네."

"어떤 사람들은 채찍을 맞아야 성적 흥분을 한다고 하던데, 그와 비슷한 것이 벌침인가요?"

 "채찍을 맞으면 모르긴 몰라도 매우 아픈 것은 사실일 걸세. 나는 채찍을 맞아보지 않아서 비교할 수 없네. 다만, 벌침의 따끔한 맛이 나의 삶을 건강하게 유지시켜주는 것만은 확실하네."

 '따끔한 벌침 맛이여!'

 꽃잎에 앉아 있는 꿀벌을 자신도 모르게 손가락으로 잡아 관원혈(단전)에 놓는 사람이라면 완전한 벌침 마니아라 할 수 있다. 벌침 마니아는 입맛, 손맛, 외에 따끔한 벌침 맛을 맛보며 인생을 즐길 수 있다.

벌침이야기
026

힘이 세졌다

　벌침의 가장 큰 효능은 혈액순환 개선이다. 누가 뭐라고 해도 이것만은 확실하다. 유체역학적으로 유량은 흐르는 관의 단면적이 넓어질수록, 유체의 점도(걸쭉한 정도)가 낮을수록 증가한다. 벌침을 맞으면 붓게 되니 혈관들의 단면적이 넓게 되고, 벌독이 청혈작용(피를 맑게 해주는 것)을 하니 혈액의 점도가 낮아져 혈액순환이 원활해지는 것이다. 관원혈, 중극혈, 곡골혈, 삼음교혈과 남성의 경우 성기를 추가하여 벌침을 맞으면 성기 힘이 세지며, 여성은 방광염이 예방되어 오줌발이 세지는 것을 느낄 수 있다. 남성의 경우 성기가 20~30% 정도 커지는 것을 알 수 있다. 성기 해면체의 혈류량이 증가한 결과이다.

"사람이 산다는 것이 무엇인가. 돈 많이 벌어 떵떵거리며 사는 것이 최고라고 생각하는 사람도 있을 테고, 높은 벼슬자리에 올라 권력을 마음껏 휘두르는 것이 최고라고 믿는 이도 있겠지만, 아무리 돈을 벌고 권력을 잡아도 결국 남의 밑에 있는 것 아니겠나. 대통령도 국민을 상전으로 모시는 운명 아닌가. 다 필요 없다네. 한시적인 삶 건강하게 스트레스 받지 않고 즐겁게 살다가 죽는 것이 최고의 선이라네."

"인생 최고의 선을 실천하는데 필요충분조건이 바로 '벌침'이라는 말이죠?"

"그럼. 벌침을 모르는 사람들은 인생의 참맛을 모르고 살다가 가는 것이라고 나는 믿고 있네."

남자들에게 있는 조루증, 지루증, 발기부전, 왜소 콤플렉스, 정력 감퇴 등의 질병들은 벌침을 즐기면 사라진다. 복잡한 사회생활을 하면서도 스트레스로 인한 성기능 장애까지 사라지게 되어 부부 금실이 언제나 좋을 뿐 아니라, 사람 사는 맛을 느낄 수 있다. 배우자가 늘 예쁘게 보일 것이다. 그러므로 서로 사랑이 식지 않아 이혼 같은 것이 자리 잡을 틈이 없다. 젊은 부부들 중에서 섹스리스 부부들이 늘어나고 있다. 성생활을 거의 하지 않는 부부를 섹스리스 부부라고 한다. 보통 1~2개월에 1회 정도 성생활을 한다고 하니 심각한 문제다. 그러니 인구가 줄 수밖에 없다. 어느 나라에서 섹스토크쇼를 한밤중에 기획했다고 한다. 언론매체를 이용하여 젊은 부부들의 성생활 횟수를 늘려 줄어드는 인구를 늘리려는 의도란다. 우리나라도 머지않아 인구가 감소한다고 하는데, 젊은 부부들에게 벌침을 즐기게 하여 성생활을 활성화 한다면 아이를 낳는 경우가 많아질 것이다. 그리고 벌침이 대중화 된다면 사람들이 건강해질 것이고 사소한 잔병치레 때문에 건강보험 청구하는 일은 줄어들 것이다. 필자는 벌침을 즐기고부터 그 흔한 감기몸살 한 번 앓지 않았다. 그리고 봄이면 황사나 꽃가루 때문에 목감기나 코감기를 한두 번씩 앓았었는데 벌침을 즐긴 이후 한 번도 앓지 않았다. 벌침을 즐기면 기관지가 깨끗하게 되어 노래를 부를 때 옥타브가 많이 올라가는 것을 본인이 알 수 있다. 벌침 맞기 전과 비교를 해 보면 자신의 성대가 많이 좋아졌다는 것을 알 수 있다. 물론 벌침을 꾸준히 즐겼을 때 얘기다.

벌침이야기
027

40방 쯤이야

  초보자들은 벌침에 적응해 가면서 차츰 자신감을 갖게 되어 욕심을 부리는 일이 있다. 건강한 사람이야 벌침을 많이 맞아도 이길 수 있지만, 피로하든지 노약자인 경우엔 너무 과하게 맞으면 안 된다. 필자는 벌침의 한계를 느껴보려고(?) 하루에 제법 많은 양의 벌침을 맞아 보았다. 겨울철에 벌통을 구입하여 벌침을 즐겼다. 아침저녁으로 벌침을 맞는 날도 있었다. 옥상으로 통하는 공간 구석에 벌통을 놓았는데 날씨가 따듯해지면 벌통에서 꿀벌들이 기어 나왔다. 기어 나온 꿀벌들이 아까워 벌침을 많이 맞게 되었다. 필자가 이렇게 벌침을 많이 맞는 것이 가능한 것은 완전히 벌침에 적응했기 때문이다. 그렇지 않은 사람들이 많은 양의 벌침을 맞게 되면 기분이 나른해지고, 한기가 나며, 심하면 쇼크가 있을 수 있다. 벌침은 '마릿수'의 문제가 아니다. 한 방을 맞아도 효과를 볼 수 있다. 지나치면 모자람만 못하다는 말이 있듯이 벌침은 절대로 욕심내면 안 된다. 6개월 이상 벌침을 즐긴 사람이라면 20방 정도를 하루에 맞으면 충분하다. 노약자나 저혈압인 사람은 10방 이내로 즐겨야 한다. 물론 몸 상태가 안 좋을 때면 쉬는 것이 정석이다. 일주일에 2~3회 정도면 무난하며, 사람마다 차이가 있으니 일주일에 1회도 좋다. 필자가 하루에 40방 이상 벌침을 즐긴 것은 어디까지나 임상실험적인 성격이었다.

벌침이야기
028

사인펜

  어느 가을날 저녁에 잘 아는 아줌마가 필자를 찾아왔다. 직장생활을 하고 있었고, 허리디스크와 사십견 때문에 벌침을 몇 방 놓아주었었다. 처음 허리에 벌침을 놓았을 때 너무 짜릿하다며 식은땀을 흘리던 아줌마였다. 몇 회에 걸쳐 벌침을 가르쳐 주었는데 이제는 남편과 함께 야외에서 꿀벌을 잡아 벌침을 맞는 경우도 있다고 했다.
  "아저씨, 오늘은 혈자리 몇 군데 알아가려고요. 매일 귀찮게 벌침 놓아달라고 할 수 없으니 말이에요. 이렇게 사인펜 가지고 왔으니, 혈자리를 내 몸에 표시해 주세요. 남편에게 놓아달라고 하게요."
  "아줌마, '과유불급' 이라는 말이 있지요? 벌써 벌침에 욕심을 부리는 것을 보니 내가 경고를 해야겠네요. 절차에 따라 서서히 맞아야 하는 것이 벌침이에요. 그리고 벌침에 몸이 완전히 적응할 때까지는 절대로 욕심 부리지 마세요. 내가 몇 방 놓아줄 테니 오늘은 이것으로 충분할 겁니다. 그리고 아직은 나를 이용하세요. 나는 벌침을 많이 맞으면서 임상을 했으니 안전하게 안내해줄 수 있잖아요."

그렇게 무서울 것 같다고 내숭을 떨던 아줌마가 이제는 재촉을 한다. 분명히 증세가 호전되고 있다는 증거다. 일부 사람들은 벌침을 공짜로 더 맞고 싶어서 거짓말을 한다.

"아저씨, 저는 아무렇지도 않아요."

라고 말이다. 차라리 이렇게 말하는 것이 좋겠다.

"아저씨, 좋아지고 있는데 좀 더 맞고 싶어요."

아무튼 검은 사인펜을 가지고 와서 혈자리를 표시해 달라는 아줌마의 열의에 '얼마나 허리와 어깨가 아프면 저럴까' 하고 생각을 했다. 유명인사도 아닌 필자에게 사인을 받으러 오다니, 그것도 아줌마 몸에다 사인을 해 달라고 졸라대니 기가 찰 노릇이었다.

벌침이야기
029

일기예보

오늘은 날씨가 맑고 가을 온도치고는 높은 편이었고 바람도 없었다. 벌침을 즐기게 되면서 일기예보에 부쩍 관심이 많아졌다. 주위에 벌침을 즐기는 사람들도 마찬가지다. 벌침을 즐기는 사람들은 비가 온다거나 바람이 세진다거나 날씨가 추워진다고 하면 걱정이 앞서게 된다. 그런 날씨가 오기 전에는 무리하게 벌침을 맞게 된다. 날씨가 궂은 날 맞을 수 없는 벌침을 미리 맞고 싶어서 그러는 것이다. 점심을 먹고 인근에 잡초가 무성한 하천변으로 나갔다. 이름 모를 잡초들이 언제나 꽃을 피우고 있어서 꿀벌들이 날아드는 곳이다. 눈으로 보기엔 꽃 같지도 않은 꽃에도 꿀벌이 있다. 잠자리채로 꿀벌 백여 마리를 잡아서 곤충 채집용 플라스틱 통에 핀셋을 사용해서 넣었다. 집으로 돌아와서 성기에 25방, 복부 혈자리에 15방, 다리에 8방, 팔에 12방 맞았다. 아침에 아내가 머리(백회혈,천주혈)에 3방을 놓아주었으니 모두 63방을 맞은 것이다. 가을의 막바지가 벌침 욕심을 불렀다. 성기가 하루 종일 스멀거리고 약간 나른했지만 기가 막히는 것이 하나도 없다는 기분이 들어 즐거웠다. 이렇게 하루에 많은 양의 벌침을 맞는 것보다는 맑은 날 미리 꿀벌을 잡아 곤충 채집용 플라스틱 통이나 망 따위에 꿀벌을 넣고 눈깔사탕으로 먹이를 주면 여러 날 살 수 있으니 꿀벌을 잡을 수 없는 날에 벌침을 즐기는 것이 원칙이다.

벌침이야기
030

봄부터 가을까지

　우리나라는 사계절이 있어 좋다. 겨울을 제외한 봄, 여름, 가을에는 어느 곳이든 꽃이 피어 있다.(겨울에도 비닐하우스 딸기밭 같은 곳에 꽃이 있음, 꿀벌을 이용하여 수정함) 회양목꽃, 살구꽃, 벚꽃, 복사꽃, 감꽃, 배꽃, 사과꽃, 장미꽃, 아카시아꽃, 밤꽃, 연꽃, 싸리꽃, 무궁화꽃, 코스모스꽃, 유채꽃, 국화꽃, 해바라기꽃 등을 비롯하여 들이나 하천변에 피어 있는 이름 모를 야생화를 꿀벌은 좋아한다. 꽃이란 꽃은 전부 좋아한다고 해도 과언이 아니다. 물론 당도가 높은 과일의 꽃이 피어 있는 곳에 꿀벌이 더 많이 있다. 자연에 널려 있는 것이 꿀벌이다. 장미꽃이 아름다워 감상할 때 꿀벌이 앉아 있으면 손가락으로 꿀벌의 날개 부위를 뒤에서 살며시 잡아 혈자리에 벌침을 맞는다. 이것이 바로 생활 속의 '도'다. 손가락으로 꿀벌을 잘못 잡으면 꿀벌이 꽁무니를 360도로 회전시키며 침으로 쏜다. 매우 따갑지만 그 또한 벌침이다. 손바닥이나 발바닥 부위 같이 투명한 피부에 벌침을 맞으면 좁쌀만 한 검은 점이 생기는데 이것은 꿀벌의 침 끝이 피부 속에 녹아 그렇게 나타난 것이니 걱정하지 않아도 된다. 피부가 투명한 곳이기 때문에 검은 것이 보이는 것이다. 마치 어떤 약을 캡슐에 넣어 먹을 때 캡슐이 위에서 녹지만 무해한 것과 같은 원리다. 며칠 지나 손톱으로 뜯어내면 제거 된다. 벌침을 즐기려면 핀셋을 하나 준비해서 갖고 다니면 편리하다. 길 옆 코스모스꽃에 꿀벌이 앉아 있으면 핀셋으로 잡아 벌침을 맞으면 손가락 쏘이는 것을 예방할 수 있다. 벌침 마니아들의 필수품이 바로 이 '핀셋'인 것이다. 그리고 자동차에 항상 잠자리채가 실려 있다면 더욱 좋다. 높은 곳이나 험한 곳에 꿀벌이 앉아 있어도 잡아서 벌침을 맞을 수 있기 때문이다. 요즘은 벌침용으로 만든 뾰족한 핀셋도 있지만 일반 핀셋을 사용해도 무관하다. 일반 핀셋을 사용해서 벌침을 맞을 때 핀셋 끝에 묻어있는 침의 잔재를 깨끗이 청소해야 한다. 벌침을 맞고 침을 뽑을 때 잘 잡히지 않을 수 있기 때문이다. 특히 성기에 꽂아 놓은 꿀벌의 침을 뽑을 때는 확실히 뽑아야 한다. 핀셋 끝에 침의 잔재가 쌓여 있어 깊이 박힌 꿀벌의 침을 확실히 제거하지 않으면 벌침 맞은 부위에 조그만 화농이 생길 수 있다. 화농이 생기면 과산화수소로 소독해 준다. 핀셋으로 꿀벌을 잡을 때는 머리나 몸통을 잡아야 한다. 연한 꽁무니 부위를 핀셋이나 손가락으로 잡으면 꿀벌의 배가 터져 죽을 수 있다. 맨손이나 핀셋 하나면 벌침을 즐길 수 있다. 돈이 들어가지 않고 건강해지니 이보다 더 좋은 것이 어디 있겠는가? 계절 중에서 여름에는 벌침을 많이 맞으면 안 된다. 뜨거운 계절에 벌침으로 열을 가하면 무리가 있을 수 있기 때문이다. 벌침은 신체에 열을 가하는 작용(온열작용)을 한다. 벌침 맞은 부위를 만져보면 온기가 있다. 그리고 벌침을 맞고 땀을 흘리면 벌독이 몸 밖으로 쉽게 배출되어 효과가 없다. 따라서 다른 계절에 비해 여름에는 벌침을 절반으로 줄여 즐기면 된다.

벌침이야기
031

겨울에는

 양봉원에서 늦가을에 벌통을 한 통 구입하여 통풍이 잘 되는 곳에 갖다 놓고 벌침을 즐기면 된다. 꽃이 없으므로 설탕물을 진하게 만들어 꿀벌에게 먹이를 줘야 한다. 추운 겨울이 되면 꿀벌이 활동을 하지 않기 때문에 먹이를 주지 않아도 된다. 그리고 벌통을 옷가지 등으로 보온해줘야 한다. 너무 온도가 내려가면 꿀벌이 동사할 수 있기 때문이다. 꿀벌을 망(양파 포장용 망 따위)이나 곤충 채집용 플라스틱 통에 필요한 만큼 담아, 방안으로 가져오면 따뜻한 온도로 인하여 꿀벌이 활동을 한다. 눈깔사탕 몇 개 넣어주면 꿀벌이 여러 날 살 수 있다. 겨울철 벌침을 맞으면서 주의할 점은 너무 많이 잡아와서 욕심

내서 맞으면 안 된다.

"아저씨, 지금 뭐 하고 있어요?"

"왜요?"

"지금 아파트 화단에 꿀벌이 날아다니고 있어요. 꿀벌 잡아서 벌침 맞아야지요. 회양목에 노랗고 작은 꽃이 피었는데 꿀벌이 많이 모여 들었네요."

"오늘이 양력 3월 16일인데, 벌써 회양목에 꽃이 피었나 보네요. 그리고 날씨가 따뜻하니 꿀벌이 설치고 다니나 보네요. 아무튼 고맙습니다."

필자가 벌침을 가르쳐준 아줌마가 전화를 걸어서 꿀벌을 잡아 벌침을 즐기라고 한 것이다. 벌침 마니아들은 이와 같이 벌침 관련된 정보가 있으면 서로 연락을 해서 정보를 공유하게 된다. 겨울철에 꿀벌통을 구입해서 맞지 않은 사람들은 몇 달간 쉬었던 벌침을 드디어 회양목꽃이 피면서 벌침을 시작하게 된다. 참았던 벌침의 짜릿한 맛을 양력 3월 중순 경이면 맛볼 수 있는 것이다. 요즘은 인터넷에서 소규모로 포장하여 벌침용 꿀벌을 팔기도 한다. 벌침 제철인 겨울철에도 벌침을 즐기고 싶으면 늘 즐길 수 있는 세상인 것이다.

벌침이야기
032

목욕 전, 후

벌침은 목욕 전 후에 삼가는 것이 좋다. 목욕 전 한 시간 내에 벌침을 맞으면 벌독이 신체에 충분히 작용하지 못하고 땀으로 전부 배출되기 때문에 벌침 효과가 거의 없다. 그리고 목욕 후 한 시간 이내에 벌침을 맞으면 땀구멍이 전부 열려 있고 모세혈관이 팽창되어 있어 벌독이 빨리 심장에 작용해 쇼크를 받을 수 있다. 벌침에 완전히 적응된 사람은 목욕 전 후에 벌침을 맞아 평소보다 더 짜릿한 벌침 맛을 즐길 수 있으나 가능하면 목욕을 마치고 신체가 어느 정도 안정된 후에 벌침을 맞는 것이 좋다. 몸이 극도로 피곤한 상태이거나 감기 등에 걸렸을 때는 충분한 휴식을 취한 다음에 벌침을 맞는다. 목욕 후에 나른 한 기분이 있을 때는 벌침을 삼간다. 벌침 마니아들은 벌침을 즐기면서 가끔씩 목욕을 즐기면 좋다. 신체에 주입된 벌독이 제 역할을 다하고 폐독으로 변한 것을 땀으로 배출시킬 수 있기 때문이다. 벌침 마니아들이 느끼는 목욕의 가벼운 맛은 보통 사람들이 느끼는 것보다 훨씬 기분이 좋다.

벌침이야기
033

할아버지와 벌침

　할아버지는 70대 후반이다. 고혈압과 신경통, 관절염 등의 증상으로 매일 걷기 운동을 하고 있다. 신경통 관련하여 여러 곳에서 치료를 받았으나 신통치 않다고 했다. 어느 날 필자가 벌침을 추천하여 성기를 제외한 모든 혈자리에 벌침을 즐기고 있다. 성기에 직접 벌침을 즐기지 않지만 관원혈, 중극혈, 곡골혈, 삼음교혈, 족삼리혈, 천추혈 등에 벌침을 집중하니 가끔씩 성욕이 일어난다고 했다.
　"할아버지, 벌침을 스스로 즐겨보세요. 문구점에서 잠자리채와 곤충 채집용 플라스틱 통을 사고 약국에서 핀셋 하나를 사세요. 꽃이 피어 있는 곳 어디든지 꿀벌이 있으니 직접 잡아 벌침을 즐기면 되지요."

필자가 이렇게 할아버지에게 권했더니 언제부터인지 벌침을 즐기기 시작했다.

"처음엔 약하게 즐기세요. 하루에 열 방 이상을 즐기지 마세요. 꿀벌을 보면 욕심이 생기지만 나이를 생각하시어 절제해야 합니다. 과유불급 아시지요?"

그 이후로 할아버지는 거의 매일 벌침을 즐긴다고 필자에게 말했다.

"오늘 24방 맞았어요. 침도 벌독이 거의 다 들어간 후에 빼고요. 짜릿한 맛이 좋네요."

"그래도 조심해야 합니다. 가능하면 하루 열 방 이내로 즐기세요."

핀셋 하나와 잠자리채를 품에 안고 꿀벌이 있는 곳을 찾아다니면서 벌침을 즐기는 할아버지가 벌침을 좀 더 빨리 배우지 못한 것에 대하여 아쉬워하는 눈치였다. 관절염, 디스크, 고혈압, 저혈압, 신경통, 편두통, 류머티스, 비염, 중풍, 중이염, 발기부전, 소루증, 전립선염, 간염, 장염, 위염, 혈액순환 장애, 신장염, 당뇨, 어깨결림, 천식, 요도염, 피부질환, 요통, 동맥경화, 등 온갖 성인병들도 벌침을 오래도록 즐긴다면 예방할 수 있다고 필자는 믿는다. 늙어서 벌침을 맞는 것보다 젊어서 미리 벌침을 취미생활처럼 즐겨 각종 질병을 예방하는 것이 좋다. 노인들은 젊은 사람의 절반 정도로 벌침을 즐겨야 한다. 하루에 열 방 이내로 즐기되 일주일에 2~3회면 적당하다. 노후대책 중에서 벌침 배우는 것이 가장 확실하고 중요한 것이다. 대궐 같은 집만 장만하면 노후대책이 완료된 것이 아니다. 치매, 당뇨, 중풍, 관절염에 걸려 고생하며 살다가 갈 수도 있기 때문이다. 벌침을 아주 열심히 즐기는 할아버지가 부럽기도 했다. 필자가 추천한 벌침을 긍정적이며 적극적으로 대하는 태도가 벌침 마니아가 아니고서는 도저히 상상도 할 수 없는 것이었다. 할아버지도 벌침 마니아가 된 것이다.

벌침이야기
034

잠자리채 가지고

아이들이 좋아하는 잠자리채, 곤충 채집용 플라스틱 통, 핀셋만 있으면 벌침을 즐기기에 충분하다. 하천변이나 야산 입구, 공원 입구, 아파트 화단, 길 옆, 울타리 부근 등 꽃이 있는 곳에 가면 꿀벌을 잡을 수 있다. 현장에서 직접 팔, 다리, 복부 등의 혈자리에 벌침을 맞고 (물론 성기도 맞을 수 있으나 주위를 잘 살펴야 함), 추가로 여러 마리를 잡아 집으로 돌아와서 발, 머리, 등, 목, 성기 등의 혈자리에 맞는다. 꿀벌을 담은 용기에 눈깔사탕 2~3알을 넣어주면 꽤 여러 날 꿀벌이 살아 있다. 필자는 봄부터 여름까지 점심시간을 이용하여 잠자리채 들고 꽃이 있는 곳으로 나가 벌침을 즐겼다. 머리, 목, 어깨 등의 혈자리는 아내에게 부탁해서 맞았다. 아내가 외출시에는 자식들에게 놓아달라고 했다. 물론 아내도 벌침을 즐긴다. 가끔씩 벌침을 자식들에게도 놓아준다. 혼자서 벌침 맞기가 곤란한 부위는 가족들이 서로 상부상조했다. 성기 혈자리에도 벌침을 맞았다. 스멀거리는 느낌이 오래 지속되며 부수적으로 성기 보정도 되니 일거양득이었다. 주5일제 근무와 국경일 등으로 인해 여가시간을 가질 기회가 많아졌다. 쉬는 날 잠자리채 들고 야외로 나가 벌침을 즐기는 것이 웰빙이 아니고 뭐란 말인가?

벌침이야기
035

벌침만이 가능하다

　일반 침은 물리적 작용으로 혈자리를 자극하여 기를 순환시키는 것이지만, 벌침은 일반 침의 기능에 추가로 벌독을 주사하게 되므로 화학적 작용도 한다. 꿀벌의 벌독 성분에는 인체에 해로운 것이 거의 없다고 한다. 그리고 벌독은 페니실린보다 천 배 이상이나 강력한 천연항균 물질이다. 벌독이 몸속에 들어가서 불필요한 균들과 물질을 죽이고 태우기 때문에 가렵고 붓는다. 따라서 벌침을 맞으면 가렵고 붓는 것은 당연한 것이다. 벌침을 계속 즐기면 몸속의 불필요한 균들과 물질이 벌독으로 다 태워져서 가렵고 붓는 것도 다 사라지게 된다. 불필요한 균과 물질을 태우면서 발생하는 열이 벌침을 맞은 부위에 뜸을 하는 것처럼 온열작용을 하여 차갑고 서늘한 기운을 제거해 준다. 필자는 특정 부위의 혈자리에 굳은살이 박이는 경우도 있었다. 특정 혈자리에 벌침을 많이 즐겨 발생한 결과물이다. 벌침의 또 다른 특징은 일반 침으로는 성기에 직침하는 경우가 거의 없는데 반해 벌침은 성기가 아주 좋은 혈자리이다. 벌침만이 가질 수 있는 특권이라 하겠다. 벌침을 성기에 맞고 성관계를 하게 되면 벌침 맞은 부위에서 약간의 벌독이 질 속에 들어가게 되고 이것이 불필요한 균을 태워 죽이니 질 속이 간지럽게 되어 여성의 불감증을 완화시켜 주기도 한다.

벌침이야기
036

동양의학과 서양의학의 만남

　벌침의 원리를 자세히 관찰하면 동양의학과 서양의학의 조화를 알 수 있다. 벌침을 신체의 주요 혈자리에 맞는 것이 동양의학이고, 벌독이 피부 속으로 주사되는 것이 서양의학이다. 동양의학과 서양의학의 절묘한 만남이다. 물론 꿀벌(양봉)은 서양 벌이다. 동양의학과 서양의학의 장점만을 응용한 것이 벌침이다. 그들의 장점만을 가진 벌침이다 보니 온갖 질병의 예방효과와 치료효과가 다른 어떤 처방에 뒤지지 않는 것이다. 필자는 신이 인간을 만들고 꿀벌을 만들어 주신 것에 대하여 한없는 감사를 드린다. 동양과 서양의 만남, 그 만남이 인간 누구나 질병으로부터 조금은 자유로울 수 있도록 도와주고 있는 것이다. 벌이라면 일단 겁을 먹고 벌이 있는 곳을 벗어나던 필자가 이제는 벌을 찾아 헤매고 있으니 변해도 너무 변한 것이다. 그런데 필자가 이렇게 변한 것은 누가 시켜서 이러는 것이 아니라 스스로 터득한 것이다. 아무도 필자에게 잠자리채 가지고 꿀벌을 직접 잡아 벌침을 맞으라고 하지 않았다. 벌침을 즐기니 꿀벌이 필요했고 주위의 꽃에 꿀벌이 있다는 것을 혼자서 깨우친 것이다. 동양의학과 서양의학의 조화인 벌침이 필자의 몸과 마음을 건강하게 만들었고 그 결과 필자가 벌침 마니아로 변해서 벌을 찾는 운명이 된 것이다.

벌침이야기
037

내숭떠는 사람들

 필자는 스스로 벌침을 임상 실험해 보았다. 벌침의 한계를 경험하려고 하루에 70방까지 맞아 보았다. 그리고 20일 이상을 매일 40방 이상을 맞기도 했다. 때론 신체의 주요 혈자리에 굳은살이 박이기도 했었다. 또한 여러 사람에게 벌침을 권하여 즐기게 했다. 결론은 욕심만 부리지 않는다면 벌침은 사람에게 기가 막히도록 좋은 명약이라는 것이다. 필자가 여러 사람에게 벌침을 전하면서 실습을 시켰는데 대부분의 사람이 효과에 대해 솔직하게 말해 주었다. 하지만, 일부는 내숭을 떨었다. 아직 잘 모르겠다고 말하는 것이었다. 이유는 필자에게 벌침을 더 맞고 싶어서일 것이다. 그래야만 필자가 그들에게 벌침 실습을 더 많이 시켜 주리라는 생각에서 그랬을 것이다.

"아줌마, 나는 벌침으로 직접 내 몸에 임상실험을 한 사람이에요. 솔직하게 말씀하세요. 어깨결림이 확실히 나았지요. 그리고 눈 침침한 것도 없어지고요. 기분도 좋아졌지요. 얼굴이 예뻐졌다고 그러지요. 머리도 맑아졌지요. 천식도 없어졌지요. 비염도 사라졌지요."

"아직은 잘 모르겠지만 그렇게 말을 하니 그런 것 같아요."

서너 달 벌침 즐긴 아줌마가 '그런 것 같다' 는 대답을 했다.

"아줌마, 벌침을 생활화하면 '그런 것 같아요' 란 말이 '그래요' 로 바뀔 것입니다."

벌침이야기
038

꿩 잡는 것이 매

사람이 나이가 들면 아픈 곳이 있게 마련이다. 그것은 당연한 현상이다. 장비가 노후되면 고장이 잦듯이 신체도 마찬가지다. 장비는 고장이 나면 고치고 기름 쳐서 사용하면 된다. 고치는 비용이 새 장비 사는 것과 별 차이가 없다면 노후 장비는 폐기하고 새 장비를 구입하는 것이 합리적이다. 하지만 신체는 그렇게 할 수 없다. 신체가 노후됐다고 해서 바꿔 쓸 수 없다. 어쨌든 잘 보수해서 아프지 않게 살아야 한다. 사람 신체를 별 탈이 없도록 예방하는 것이나 고장 난 몸을 수리하는데 효과적인 방법이 벌침이라고 생각한다. 벌침을 즐기고 몸과 마음이 좋아지지 않았다고 말할 수 있는 사람이 있을까? 필자는 그런 사람은 없다고 단정할 수 있다. 거짓말쟁이가 아니라면 스스로 느낀 것을 솔직하게 말할 것이기 때문이다. 벌침은 거짓말을 하지 않는다. 벌침은 모두에게 평등하다. 이 사람, 저 사람, 그 사람 모두가 벌침을 즐기면 효과를 볼 것이다. 필자가 사람들에게 벌침을 권하면서 하는 행동이 있다. 필자 스스로 벌침 맞는 시범을 보여준다. 경우에 따라서는 필자에게 벌침을 놓아달라고 한다. 왜 그러는지 모르겠다. 필자만 좋으면 그만인데 말이다.

"나만 즐겁게 살면 재미가 없어요. 함께 즐겁게 살자고요. '꿩 잡는 것이 매'라고 하질 않나요."

벌침이야기
039

아프게 오래 사는 것보다
즐겁게 더 오래 살자

　병상에 누워 이백 살을 살면 행복한 삶일까? 간병인의 도움을 받으며, 벽에 벽화 그리면서 오래 사는 것이 정의라고 주장할 사람은 별로 없을 것이다. 오래 살기는 살 되 즐겁고 건강하게 사는 것, 그것이 인간의 마지막 선이다. 단 한 번의 삶의 기회를 부여받은 사람이기에 그 한 번의 삶의 의미에 모든 것을 걸어야 한다. 하지만, 삶의 목표를 이상한 곳에 두어 하루아침에 삶을 마감하는 사람들 또한 많은 것이 현실이다. 혼자라면 그나마 다행인데 딸린 식구나 친척들에게 수많은 고통을 주고 저 세상으로 가니 문제가 되는 것이다. 그렇고 그렇게 세상을 살다가 가려면 모를까, 아무튼 본인 스스로 건강관리를 하여 의미 있는 삶을 살아야 하는 것은 권리가 아니라 의무이다. 그러기 위해서는 무조건 벌침을 즐기면 된다. 건강할 때 벌침을 즐겨 항상 즐겁게 더 오래 살 수 있는 기초를 닦자. 병원 신세지지 않는 것이 좋지 않을까? 만날 끙끙 앓다가 삶을 마감하는 것을 상상해 보자. 그것을 예방할 수 있는데 비웃어 버리면 결과는 뻔할 것이다. 벌침은 돈이 들어가지 않는다. 벌침은 손쉽게 본인 스스로 즐길 수 있다. 보약처럼 여러 가지 약초를 잘 혼합해서 달여 먹는 것이 아니라 꿀벌이면 족하다. 시간이 많이 필요한 것도 아니다. 땀을 흘리며 밤마다 운동장을 뛰어야 하는 것처럼 힘든 것도 아니다. 마음만 먹으면 누구나 쉽게 즐길 수 있기에 필자는 벌침이 좋다고 강조하고, 또 강조하는 것이다.

벌침이야기
040

추석 지나면서

추석 지나면서 본격적인 벌침 계절이다. 벌독이 온열작용을 하니 무더운 여름에는 약하게 즐기다가 서늘한 계절인 가을의 문턱부터는 조금은 지나치다 싶을 정도로 벌침을 즐기게 된다. 하천변이나 길 옆에는 코스모스꽃, 무궁화꽃, 해바라기꽃 등을 포함해서 가을의 이름 모를 야생화들이 만발해 있고 꿀벌들이 그런 꽃들을 찾아 날아든다. 인체의 기본 혈자리마다 벌침을 맞는다. 다리, 팔, 배, 얼굴, 손, 발, 성기 등의 혈자리는 스스로 벌침을 놓을 수 있으니 매일 즐겨도 좋다. 즉 각 혈자리를 돌아가면서 벌침을 놓는 것이다. 머리, 목, 어깨, 허리 등 혼자서 벌침을 맞기가 어려운 곳의 혈자리는 아내나 식구들에게 벌침을 놓아달라고 하면 된다. 성기에 벌침을 맞을 수 있도록 적응이 된 사람은 집중적으로 성기에 벌침을 맞는다. 부수적으로 성기보정 효과도 얻을 수 있기 때문이다. 필자는 추석 지나면서 하루에 20~40방 정도로 벌침을 즐겼다. 많이 맞을 때는 50방을 넘기도 했다(임상). 성기에 10~20방을 맞고 각 혈자리를 돌아가면서 벌침을 맞았다. 오늘 머리와 다리의 혈자리에 벌침을 맞았다면, 내일은 배와 팔의 혈 자리에 벌침을 맞는 것이다. 길을 가다가 무궁화꽃 속에 꿀벌이 있으면 손가락으로 꿀벌을 잡아 수삼리혈이나 족삼리혈에 벌침을 놓았다. 상지나 하지에 있는 혈자리는 대부분 좌우 두 개이므로 꿀벌 한 마리로 좌측 팔에 맞았으면 또 한 마리를 잡아 우측 팔에 대칭으로 맞는다. 날씨가 서늘해지면 꿀벌의 활동력이 현저히 약해진다. 15도 이하면 거의 활동을 하지 않는다. 활동력이 떨어진 꿀벌의 벌침은 왕성할 때보다 강도가 약하기 때문에 여러 방 맞을 수 있었다. 아무리 맛있는 음식도 과식하면 불편하듯이 벌침을 너무 많이 맞으면 나른함과 멍한 기분이 들 수 있다. 벌침 마니아가 되면 하루에 20여 방 내외로 즐기고 벌침 경력 6개월 미만인 자나 노약자는 하루에 열 방 이내로 일주일에 2~3회 즐기면 무리가 없겠다.

벌침이야기
041

바늘과 망치

    일반 침이 바늘이라면 벌침은 망치와 같다. 일반 침이 바늘로 혈자리를 찌르는 것이라면 벌침은 망치로 혈자리를 치는 것과 같다는 뜻이다. 벌침은 일반 침과 달리 정확한 혈자리가 아니더라도 벌독이 작용하는 부위가 넓으므로 무방하다. 물론 정확한 혈자리에 벌침을 놓을 수 있다면 더 효과적이지만 그렇게 하기가 쉽지 않은 것이 현실이다. 사람마다 혈자리 위치가 조금씩 차이가 난다. 키가 큰 사람과 작은 사람, 다리가 긴 사람과 짧은 사람, 여자와 남자, 어린이와 어른 등 사람의 신체 사이즈는 차이가 날 수밖에 없다. 벌침은 물리적인 자극뿐만 아니라 화학적으로 아주 넓은 부위에 자극을 준다. 예를 들면 다리의 족삼리혈(피로회복, 관절염, 혈액순환 개선, 무병장수)인 경우 무릎 종지뼈에서 바깥쪽 아래로 6cm 정도 내려온 부위(팔의 수삼리혈과 상응하는 부위)라고 할 때, 일반 침은 가능하면 정확한 혈자리를 찾아 침을 놓아야 효과가 있으나, 벌침은 5~7cm 되는 부위에 맞아도 효과가 있는 것이다. 왜냐하면 벌침은 물리적인 자극과 화학적인 자극을 동시에 주기 때문이다. 그리고 벌침을 맞으면 처음에 붓고 열이 나므로 비교적 넓은 부위에 뜸을 하는 효과도 있다. 따라서 아주 정확하게 혈자리를 찾지 않아도 된다. 벌침은 약간의 오차는 문제가 되지 않는다.

벌침이야기
042

저혈압과 고혈압

　벌침을 맞으면 벌독의 청혈작용(걸쭉한 피를 맑게 해주는 것)으로 혈액순환이 잘 된다. 따라서 고혈압인 사람은 벌침을 꾸준히 즐기면 혈압을 낮출 수 있다. 저혈압인 사람은 벌독이 일시적으로 혈압을 너무 낮출 수 있기 때문에 처음 벌침을 맞을 때 아주 약하게 시작해야 한다. 고혈압이거나 정상인 사람이 처음 벌침을 맞을 때 4방 정도 맞는다면 저혈압인 사람은 두 방(정상인의 절반) 정도 맞으면 된다.
　"아줌마 혈압이 얼마에요?"
　"혈압을 측정해서 한 번도 100을 넘어본 기억이 없어요. 아이큐가 두 자리 수가 아니라 혈압이 두 자리 수입니다."

사십견 때문에 벌침을 놓아달라는 아줌마와 이런 말을 주고받으면서 처음에 벌침을 족삼리혈에 두 방 놓았다. 그리고 3일 후에 다시 수삼리혈에 두 방을 놓았다. 3회 차에는 어깨(환부)와 합곡혈에 두 방씩 네 방을 놓았다. 합곡혈에 놓아준 벌침 때문에 손등이 많이 부어 오른 것을 확인했고 밤에 잠자리에서 많이 가렵다고 했다.

"아줌마, 가려움과 붓는 것은 잠시 불편할 뿐이고 아픈 것은 고치지 않으면 영원한 것일 수 있으니 참을 수 있지요."

이런 말을 해주면서 벌침을 가르쳐 주었다. 3회 차부터는 스스로 꿀벌을 잡아와서 필자에게 벌침을 놓아달라고 할 때도 있었으며, 본인이 직접 벌침을 즐겼다.

"벌침은 거짓말을 안 합니다. 솔직하게 벌침 한 달 맞은 느낌을 말해 보세요."

"오늘 혈압을 쟀는데 115 나왔어요. 내가 사십 넘도록 살아오면서 처음으로 혈압이 세 자리 수로 나왔어요."

"혈압 잴 때 빠른 걸음으로 걷고 난 후에 잰 것은 아니고요?"

"저혈압이다 보니 혈압관리를 할 수밖에 없잖아요. 그래서 혈압측정을 많이 했는데 그런 상식이 없을까요."

"알았어요. 다른 기분은요?"

"내가 직장에 다니잖아요. 직장을 마치고 저녁을 준비해서 먹고 난 후 벌침 즐기기 전에는 금방 쓰러져 잠을 자곤 했는데, 요즘은 피로하지 않아서 텔레비전 드라마도 봅니다. 거짓말 같이요."

"남편이 예뻐졌다고 하지 않던가요."
"왜요?"
"아줌마 피부가 고와졌는데요. 얼굴 윤곽도 살아나고 있고요."
"그래요!"

저혈압인 아줌마는 벌침을 맞으면서 본인 스스로 좋아졌다는 느낌을 말해 주었다. 가끔 만나면 '오늘은 12방 맞았어요.' 라고 필자에게 자랑한다.

벌침이야기

043

부부애

　벌침을 즐기면 가정이 화목해진다. 모든 것의 출발은 가정이라는 것을 부인할 수 없는 것이다. 그 가정에 평화와 안녕을 가져다주는 것이 바로 벌침인 것이다. 남편이 건강해지고 아내가 예뻐지고 가족들이 감기조차 잘 걸리지 않으니 걱정거리가 사라져 가정에 평화가 찾아든다. 벌침은 혼자서 즐길 수 있지만 머리, 어깨, 허리, 목 등의 혈자리는 타인의 도움을 받아야 한다.
　"여보, 오늘 머리에 벌침 좀 놓아줘요. 백회혈과 천주혈에 벌침 세 방만 말이에요."
　핀셋을 들고 아내가 남편의 머리 주요 혈자리에 벌침을 놓아주니

출근하는 남편은 그날 하루 짜증나는 일도 스트레스도 없을 것이다. 남편 또한 아내가 벌침 맞기를 원하는 어깨 혈자리에 벌침을 놓아주고 일터로 향한다. 부부가 서로에게 벌침을 놓아줌으로써 상대방에 대한 애정의 깊이가 점점 더 깊어지게 된다. 때로는 남편의 성기에 아내가 직접 벌침을 놓아줘도 좋을 것이다. 고릴라나 원숭이들이 동료들의 등을 긁어주며 털 속에 있는 이 같은 벌레를 잡아주는 모습을 텔레비전에서 종종 볼 수 있다. 사람은 아내가 남편의 성기에 벌침을 놓아줄 수도 있는 것처럼 서로의 마음이 일치 안 되면 할 수 없는 것을 한다. 얼마나 아름다운 부부애인가? 사랑이 없이는 상대방에게 벌침을 놓아줄 수 없다.

벌침이야기
044

뚱뚱한 아줌마

　삼십대 중반부터 여자들은 서서히 살이 붙는다. 일부 남자들도 과중한 업무, 술, 스트레스, 운동부족 등으로 살이 찐다. 특히 아랫배, 허리, 허벅지, 팔뚝 위, 얼굴 부위에 살이 많이 찐다. 손과 발도 예외는 아니다. 상체에 살이 찜으로 무릎관절에 무리가 가고 허리에 편하중이 걸리니 관절염, 좌골신경통, 디스크에 걸릴 수 있다. 뚱뚱한 아줌마가 하루는 필자를 찾아왔다.
　"아저씨, 벌침을 맞으면 살이 빠지나요?"
　"사람마다 차이는 있지만 분명히 살이 빠져요. 체지방이 많이 줄지요."

"그럼, 아저씨. 저 살 좀 빼주세요. 온 집안 식구들이 살이 너무 쪄요."

 "아줌마들은 애가 있던 뱃속이 허전하니 지방으로 채우려고 합니다. 아랫배에 살이 많이 찌지요. 먼저, 아줌마가 벌침을 배워 즐기고 가족들에게 벌침을 놓아주세요."

 살이 찐 사람은 오직 살을 빼야겠다는 신념으로 벌침을 배우게 된다. 살 찐 사람에게는 살이 원수보다 지겹고 무섭다. 그래서 다이어트 학원에 등록도 하고 굶기도 하며 산으로, 운동장으로, 찜질방으로 날마다 짬을 내어 운동을 하러 간다. 하지만, 그런 것들도 게으른 사람에게는 소용이 없다. 운동하는 것이 바쁜 생활 속에서 만만치 않다. 시간과 비용 또한 무시할 수 없다. 벌침은 누구나 즐길 수 있다. 돈도 들지 않는다. 휴일 날, 들에 나가서 벌침을 맞으면 된다. 벌침을 취미 생활로 즐기면 된다. 살을 빼려는 목적이 아니라 신체의 면역체계를 강화하기 위해 벌침을 즐기다 보면 부수적으로 살이 빠지게 된다. 그냥 아무 살이나 빠지는 것이 아니라 비정상적인 살이 빠지는 것이다. 쓸데없이 많이 붙은 지방이 사라지는 것이다. 특히 아랫배의 지방이 빠지고 내장에 낀 지방도 많이 빠지게 되어 허리둘레도 줄어들 것이다. 벌침에 적응이 되어 배와 머리의 주요 혈자리에 벌침을 주로 즐기면 살이 빠진다. 이웃집 아저씨인 필자에게 아랫배를 내미는 아줌마를 보고 '얼마나 살을 빼고 싶으면 부끄러운 줄도 모를까?' 하고 생각을 했다. 백해무익한 것이 살이다. 담배만 그런 것이 아니다.

벌침이야기
045

벌침은 취미다

　사람마다 취미 생활 한두 개는 있다. 낚시를 좋아하는 사람, 등산이나 스포츠를 좋아하는 사람, 일기 쓰기를 좋아하는 사람 등 많은 사람만큼이나 취미 생활도 다양하다. 요즘은 취미 생활도 건강에 도움이 되는 쪽으로 하는 것 같다. 현대 사람들이 하는 것 없이 바쁘고, 되는 것 없이 할 일 많은 삶을 살아가고 있는 현실을 고려할 때, 별도로 취미 생활을 시간 내서 할 여유가 없는 것이 사실이다. 일부 사람들은 그것이 가능할지 모르지만 대부분의 사람은 그런 취미 생활이 그림의 떡일 수밖에 없다. 하지만 벌침을 취미 생활로 즐긴다면 누구나 가능할 것이다. 있는 사람도 없는 사람도, 월급쟁이도 자영업자도, 못난 사람도 잘난 사람도 벌침 앞에서는 평등하다. 누구든지 마음만 먹으면 돈 들이지 않고 즐길 수 있는 것이 벌침이기 때문이다. 벌침을 즐김으로써 건강이 좋아지게 되어 사람들에게 의료비 부담이 줄어들어 많은 도움이 될 것이다. 따끔하고 짜릿한 맛을 즐기며, 비용도 발생하지 않고 건강을 증진시킬 수 있는 벌침이야말로 사람들에게 가장 이로운 취미 생활인 것이다. 현대 사람들에게 웰빙의 진수를 벌침이 가르쳐 줄 것이다.

벌침이야기
046

체모와 벌침

　벌침을 즐기면 체모가 빨리 자라는 것을 알 수 있다. 엄지발가락에 털이 난 곳이 대돈혈이다. 이곳에 벌침을 즐기니 털이 많이 자랐다. 눈으로 확인할 수 있는 정도였다. 성기에 벌침을 자주 맞으니 음모 또한 길이가 길어졌다. 그리고 머리에 벌침을 자주 맞으니 머리카락 빠지는 것과 흰머리 생기는 것이 많이 줄었다. 머리카락이 자라는 속도도 빨라졌다. 벌침을 맞으면 혈액순환 개선으로 모근에 영양 공급이 잘 되어 체모가 빨리 자라는 것이다. 나이가 들어가면서 탈모가 시작되거나 흰머리가 생길 때 머리에 벌침을 맞으면 예방 효과가 있다. 벌침을 아픈 사람보다도 아프지 않은 사람이 즐겨야 좋은 이유는 바로 예방 효과 때문이다.

"벌침을 맞으면 원형 탈모 등으로 머리카락이 많이 빠진 사람이 사라지겠네요?"

"여러 가지 요인으로 인해 머리카락이 빠지는 것을 느낀 사람이 열심히 벌침을 맞으면 머리가 빠지는 것을 억제할 수는 있지만 이미 빠진 뒤에는 다시 머리카락이 나기는 힘들 것이네. 미리 예방하는 것이 머리카락 빠지는 것에 대한 대책이라네."

"아무튼 머리카락 빠지는 것을 억제할 수 있는 것과 흰머리 생기는 것을 완화시켜 주는 것은 확실하다는 말이지요?"

"그렇다네. 그리고 벌침 맞지 않을 때와 비교해 보면 머리카락이 빨리 자라는 것을 알 수 있을 걸세."

벌침이야기
047

화장하지 않는 아줌마

"따르릉"
"여보세요. 누구십니까?"
"접니다. 아저씨."
"저라니요?"
"벌침 배운 아줌마요."
"벌침 가르쳐준 아줌마가 한 둘이 아닌데요?"
"화장하지 않는 아줌마요."
"아, 알았어요. 그런데 왜 목소리가 그렇게 예뻐졌나요? 벌침 맞아서 목구멍이 깨끗하게 돼서 그런가 보네요."

"언제는 목소리가 예쁘지 않았나요?"

"전에는 목소리가 쇳소리 같았는데, 하하하. 그래 무슨 일로요?"

"친척 중에 양봉하는 분이 있어 꿀벌을 얻어서 벌침을 맞고 있는데 요즘 꿀벌이 많이 죽어가고 있어요. 날씨가 추우니까요. 아저씨에게 갖다 줄 테니 맞으실래요?"

"저야 꿀벌이라면 죽었다가도 깨어나잖아요."

"알았어요."

몇 달 전에 발목 관절염과 어깨 결림이 있다고 하여 벌침을 가르쳐 주었는데 아주 열심히 긍정적으로 벌침을 배우고 직접 즐기는 아줌마가 전화를 걸어온 것이다. 친척에게 꿀벌을 정기적으로 얻어서 벌침을 즐기는 아줌마다. 물론 꽃이 피어있을 때는 잠자리채로 꿀벌을 잡아서 벌침을 즐겼다. 하루에 20여 방을 맞는다고 하여 너무 과하니 10여 방 정도로 즐기라고 말해 주기도 했다.

"얼굴이 예뻐졌네요. 살도 빠졌고요."

"원래 살은 없었는데요."

"얼굴에 있던 지방이 좀 빠졌나 보네요. 갸름하게 얼굴형이 변한 것 같으니 말이에요."

아무튼 여자들은 예뻐졌다고 하면 기분이 좋아지는 것 같다. 100여 마리나 되는 죽은(?) 꿀벌을 가져왔다. 날씨가 추우면 꿀벌은 죽거나 죽은 것처럼 보일 수 있다. 전열기로 따뜻하게 열을 가하니 몇 마리가 조금씩 움직였다. 움직이는 꿀벌로 벌침을 맞았다. 그리고 얼어 죽은 꿀벌도 침은 살아 있을 수 있기 때문에 따뜻하게 열을 가하고 한 마리씩 벌침을 맞았다. 30여 마리는 죽은 지 오래돼서 벌침을 맞을 수 없었지만 70여 마리는 벌침을 맞을 수 있었다. 사람들은 꿀벌이 움직이지 않으면 죽은 것으로 알고 버릴 것이다. 하지만, 필자에게는 그것이 허락되지 않는다. 죽어서도 벌침을 놓아야 하는 것이 꿀벌의 운명이다. 화장하지 않는 아줌마가 필자를 벌침 사부로 여기고 있다.

"아줌마, 무엇 때문에 따끔한 벌침을 그렇게 맞나요?"

"늙어서 자식들에게 짐 안 되려고요. 그리고 힘들게 번 돈 치료비로 다 쓰고 죽지 않으려고요."

그녀가 살아가는 방식이 긍정적인 생활 태도라고 필자는 믿는다.

벌침이야기

048

뱀띠 아줌마

전화벨이 요란하게 울렸다.
"여보세요."
"아저씨, 접니다."
"저라니요. 아 뱀띠 아줌마네요. 살아 있으니 반갑네요. 어떤 일로요?"
"아저씨, 그것 참 이상하네요. 지금쯤이면 허리와 어깨가 지끈지끈 아파야 하는데 아프질 않으니 말이에요. 어제는 반신반의 했었는데, 어디서 이런 좋은 기술을 어떻게 배웠나요?"
"나 죽으면 제사 지내줄 수 있지요? 그렇게 한다면 완전히 아프지 않게 해줄게요."

"제사가 문제인가요. 언제 또 갈까요?"

"날씨가 추우니 꿀벌이 없네요. 인연이 있으면 꿀벌이 있는 날 만날 수 있겠지요."

어제 저녁에 뱀띠 아줌마에게 벌침을 4방 놓아주었다. 오른쪽 옆구리에서 엉덩이 쪽으로 약간 들어간 부위에 요통과 오른쪽 어깨에 사십견이 와서 그 통증 때문에 괴롭다고 하여 벌침을 놓아주었다. 뱀띠 아줌마는 지끈지끈 아파야 할 허리와 어깨가 아프질 않아 혹시 잘못된 것이 아닐까 의문이 생겼던 것이다.

"남편도 어깨가 결린다고 하니 벌침 놓아주세요."

"남편이 모범남편인가 보네요. 아픈 것을 고쳐주려고 하는 것을 보니까요."

"남편이 술도 많이 마시는데 간이 성하지 않을 것 같네요. 술병 난 사람에게도 벌침이 좋은가요?"

"그럼요. '이독치독' 이라는 말을 들어보았지요?"

모든 것은 무료다. 왜냐하면 꿀벌을 잡으러 필자가 시간만 조금 투자하면 그만이기 때문이다. 그런데 기분이 좋았다. 세상에서 가장 불쌍한 사람은 아픈 사람이라고 믿고 있다. 아픈 사람이 아프지 않다고 신고를 하니 또 한 번 적선했다는 생각이 들어 기분이 좋아졌다.

벌침이야기
049

손이 찬 아줌마

어느 날 중년의 아줌마가 '손이 차고 눈 주위의 피부가 떨린다'고 하면서 필자를 찾아왔다.

"아저씨는 벌침을 스스로 즐긴다면서요?"

"그런데요."

"저도 벌침을 배울 수 있나요? 손이 차고 눈 주위의 피부가 저절로 떨려요. 혈액순환이 잘 안 돼서 그런 것 같은데 벌침 배워서 맞으려고요."

"내가 기본 혈자리부터 며칠 간 벌침을 놓아줄 테니 잘 배워서 다음부터 잠자리채, 곤충 채집용 플라스틱 통, 핀셋 등을 준비해서 꿀벌을 잡아 본인 스스로 즐기세요. 취미 생활 하듯이 벌침을 즐기면 아줌마의 증상은 완전히 사라질 것 같네요."

 이렇게 대화를 나누면서 벌침을 수삼리혈에 두 방 놓아주었다. 3일 정도 필자를 찾아왔다. 필자가 족삼리혈, 합곡혈, 수삼리혈, 태충혈 등 기본 혈자리에 벌침을 놓아주면서 꿀벌을 잡으면 필자가 놓아준 혈자리에 벌침을 맞으라고 일러 주었다. 벌침을 맞으니 한결 기분이 좋아지고 눈 주위의 피부 떨림과 손이 찬 증상이 많이 완화된 것 같다고 했다. 벌침을 맞으면 금방 증세가 호전되는 것을 느낄 수 있다. 증세가 호전되었다고 해도 벌침을 멈추지 말고 꾸준히 즐기게 되면 증세를 완전히 잠재울 수 있을 것이다. 세균성 질환이나 바이러스성 질환인 경우 세균이나 바이러스를 완전히 퇴치하고 면역력이 강화돼야만 완치가 되는 것이다. 통증이 완화되었다고 멈추지 말고 꾸준히 벌침을 즐기는 좋은 이유가 여기에 있는 것이다. 하지만, 욕심을 내서 한 번에 너무 많이 벌침을 맞지 않아야 한다.

벌침이야기
050

인체 면역력 강화

　벌침을 즐기는 사람은 인체 면역체계가 강화되기 때문에 잔병치레가 거의 없다. 사람의 체내엔 세포 수보다 많은 수의 균이나 바이러스가 살고 있다. 기하급수적으로 늘어나는 이것들을 인체 면역력이 더 이상 증식을 억제하기 때문에 사람이 생명을 유지하고 있는 것이다. 면역력이 약하게 되거나 결핍되면 사람은 죽는다. 에이즈(후천성면역결핍증) 같은 것이 그 예다. 벌침을 즐기면 면역력이 강화되는 이유는 무엇일까? 필자는 벌독의 항균능력과 혈액순환 개선이 면역력을 강화시킨다고 믿는다. 벌침을 즐기면 벌독이 인체 내의 세균이나 바이러스를 죽일 것이고, 아울러 사람이 갖고 있는 기본적인 면역력은 벌독의 도움을 받게 되어 강화될 수밖에 없겠다. 또한, 혈액 순환이 잘 되어 인체의 모든 신진대사가 원만히 이루어져 기본적인 면역력이 약하게 되거나 결핍되지 않을 것이다. 필자가 경험한 바로는 종종 걸리던 감기, 기관지 천식, 비염, 눈병, 위염, 장염 등이 벌침을 즐기니 발병하지 않았다. 겨울철이면 집안 진드기나 감기 바이러스로 인해 한두 번씩 그런 질병을 앓았었는데, 벌침을 즐긴 이후로는 그런 질병을 앓은 기억이 없다. 웬만한 잡균들은 벌침을 즐기는 사람에게는 감히 침투하지 못하는 것이다. 따라서 아프지 않은 사람도 벌침을 즐기면 면역체계가 강화되어 각종 질병들을 근원적으로 막을 수 있다고 본다.

"아이들도 벌침을 맞으면 좋나요?"

"아이들도 괜찮겠으나 성년이 될 때까지는 삼가는 것이 좋을 것 같네. 왜냐하면, 성년이 될 때까지는 인체 스스로 면역체계를 갖추는 과정이니 벌침 도움 없이 스스로 면역력을 키우는 것이 좋을 것 같으니 말일세. 소화가 잘 되는데 소화제를 먹을 필요가 있겠나?"

"몸이 심하게 비만인 여고생이 있는데 벌침 맞아 살 빼면 안 되나요?"

"공부도 해야 하고 아직 미성년자니 대학생 되어서 벌침 맞아도 늦지 않겠네."

"어느 중학교 야구선수들이 벌침을 맞았다지만 자라는 아이들은 불가피한 경우가 아니라면 스스로 면역력을 갖출 수 있도록 성인이 될 때까지는 벌침을 삼가는 것이 순리를 따르는 것이다. 미성년자들이 벌침을 굳이 맞으려면 아주 약하게 맞아 일시적인 통증 따위를 극복할 수 있겠다. 벌침은 소 잃고 외양간 고치는 것보다는 미리 외양간을 튼튼하게 만들어서 소를 잃지 않는 것과 같이 아프지 않을 때 취미 생활로 즐기는 것이 좋다. 벌침은 면역 치료 방법이기 때문이다.

벌침이야기
051

의심 많은 사람들

벌침에 대하여 이야기를 나눠 보면 긍정적으로 받아들이려는 사람과 혹시나 하는 부정적인 사람으로 구분이 된다. 긍정적인 사람은 일단 벌침에 50% 이상 적응된 사람이다.

- 저 사람도 벌침 맞고 효과를 봤는데 나도 맞아볼까.
- 벌침 마니아들 중에는 성기에 벌침 30방을 일 회에 맞는다고 하는데 나도 벌침을 배워 벌침 마니아가 돼볼까.
- 운동하지 않고 살을 뺄 수 있다던데 한번 맞아볼까.
- 돈도 들지 않는다고 하는데 한번 맞아볼까.

- 마조히즘을 즐기는 사람도 있는데 벌침의 따끔한 맛을 즐겨볼까.
- 부모님 무릎 관절염 때문에 고생하시는데 벌침 배워 효도해볼까.
- 간이 나쁜 남편에게 벌침 배워 놓아줄까.
- 피부가 고와진다고 하는데 벌침 맞아볼까.
- 디스크나 관절염에 좋다던데 맞아볼까.
- 비염, 천식, 두통에도 좋다던데 맞아볼까.
- 성형수술은 못하지만 벌침 맞아 얼굴 윤곽 확실히 해볼까.

많은 기대감을 상상하며 벌침을 적극적으로 배워 취미 생활하려는 사람이 긍정적인 사람이다. 부정적인 사람도 있다. 벌침 적응하는데 시간이 많이 걸리는 사람이다.

- 벌침 맞으면 두드러기가 나기도 한다던데 혹시 잘못되는 것은 아닐까. (벌침 맞고 두드러기 나는 사람도 있으나 명현 반응으로 여기면 된다. 30여 분 지나면 사라진다.)
- 벌침 맞으면 많이 가렵다는데 이길 수 있을까. (벌침 맞은 부위가 초기에는 많이 가렵다. 벌침을 계속 맞으면 가렵지 않게 된다.)
- 벌침 맞는데 돈이 많이 드는 것이 아닐까. (벌침은 거의 돈이 들

지 않는다. 꽃이 있는 곳이면 꿀벌이 있다.)

　이런 생각을 주로 하는 사람이 부정적인 사람이다. 벌침 한 방 맞고 호들갑을 떠는 사람이다. 벌침을 맞고 초기에는 가렵고 따갑고 춥고 나른하며, 붓거나 두드러기가 날 수도 있다. 하지만, 벌침 마니아들도 그런 과정을 거쳤다는 것을 알아야 한다. 본인만 이상반응이라고 단정 짓고 벌침의 즐거움을 맛보지 못하는 사람들이 있다. 정도의 차이가 있을 뿐, 처음부터 벌침을 약하게 서서히 맞으면서 자신의 신체를 벌독에 적응시켜 나가면 평생 즐겁게 살 수 있다. 긍정적인 사람은 빨리, 부정적인 사람은 느리게 벌침에 적응한다.

벌침이야기
052

어느 30대 사나이

　뒷목에 파스를 보이게 붙이고 다니는 30대 중반의 사나이에게 벌침을 놓아주었다. 목디스크와 삼십견으로 목과 어깨가 아프고 결린다고 했다. 어깨의 견정혈과 압통점(검지로 눌러서 통증을 많이 느끼는 부위, 환부)에 벌침을 각각 한 방씩 놓았다. 다음날은 수삼리혈과 아문혈에 한 방씩 놓았다. 며칠 지나서 만나보니 파스를 붙이지 않고 있었다. 아프던 어깨도 좋아진 기분이라고 했다. 처음 벌침을 놓을 때 약간의 두려움이 있었기 때문에 먼저 필자에게 벌침을 놓아달라고 했다. 필자의 목 부위의 천주혈에 벌침을 좌우 두 방 놓게 했다.
　"이제 스스로 꿀벌을 잡아 벌침을 맞아요. 합곡혈과 수삼리혈에 번갈아 두 방씩 맞으면 효과를 볼 것이에요."

이렇게 말해 주었더니, 아내도 어깨결림이 심하다고 하여 압통점을 찾아 벌침을 놓아주면 좋을 것이라고 일러 주었다. 얼마 지나지 않아 그 사나이의 직장 동료를 만났다. 필자에게 그 사나이의 근황을 말해 주었다.

"그 친구가 요즘 산에서 벌을 잡아 직장 동료들에게 벌침을 놓아 주고 있는데 벌이 꿀벌이 아닌 것 같아요. 땡삐 같은 잡벌을 잡아서 벌침을 놓아주고 있어요. 나도 손에 한 방 맞았는데 아파서 많이 애먹었어요."

"어디가 아픈데요?"

"허리가 아프지 않으면 가장이 아니라면서요?"

"알았어요. 내가 벌침을 맛있게 놓아줄 테니 기분이 어떤 것인지 느껴보세요."

이렇게 말을 하면서 벌침을 놓았다. 허리를 검지로 눌러서 압통을 느끼는 부위에 벌침을 두 방 놓았다.

"찌르르한 것이 전기가 등골을 따라 위로 통하는 기분이네요. 아주 시원한 맛 말이에요."

"그 맛이 벌침 맛이랍니다."

"아저씨가 놓아주는 벌침 맛이 확실히 다르네요."

"내가 놓아주는 벌침이 바로 꿀벌로 맞는 맛이지요. 지난번에 그 친구가 놓아준 벌침은 땡삐 맛이고요."

"맞아요. 산에서 땡삐를 잡아 제 손에 놓아주었어요. 너무 따갑고 아파서 '아얏!' 하고 소리를 질렀어요. 흐흐."

"벌이면 다 되는 줄 알고 그 친구가 그랬나 봅니다. 꿀벌만 사용하라고 말해줬는데 말이에요."

"그 친구는 벌침을 굵은 핏줄에 직접 놓더라고요. 벌독이 전신에 빨리 퍼지게 한다면서요."

"내가 그 친구에게 분명히 굵은 핏줄을 피해서 벌침을 놓으라고 알려줬는데 착각했나 봅니다. 혈자리 부위에 굵은 핏줄이 있으면 그곳을 피해서 벌침을 놓아야 합니다."

몇 주 후 목디스크와 삼십견이 있어 파스를 붙이고 다니던 그 사나이를 만났다.

"땡삐 같은 잡벌로 여러 동료들에게 벌침을 놓아줬다면서요?"

"누가 그래요?"

"친구가 그러던데요. 내가 충고 한마디 할게요. 벌침은 꿀벌로만 즐기세요. 그리고 벌침을 다른 사람에게 놓아주려면 자신의 성기에 벌침 30방을 꽂아 놓을 수 있는 경지에 도달한 후에 하세요. 그런 경지가 아니면 절대로 남에게 벌침을 놓지 말아야 합니다. 알았지요?"

"알았어요."

"그리고 벌침은 굵은 핏줄을 피해서 놓아야 합니다. 이유는 벌독이 모세혈관을 타고 서서히 작용해야 효과가 좋으며, 급하게 심장에 도달하지 않게 해야 하기 때문이지요."

벌침 몇 방 맞고 목디스크 통증과 어깨결림이 완화되니 너무 신기해서 동료들에게 벌침을 놓아준 그 사나이의 기분은 이해하지만, 세상 모든 일에는 절차가 있는 것이다. 절차를 무시하면 낭패를 볼 수 있는 것이 벌침이다. 사나이는 아내에게 벌침을 몇 방 놓아주니 어깨결림이 많이 좋아졌다고 했다.

"아내가 벌침 자국이 남는 것 같다고 하던데요?"

"시간이 지나면 벌침 흔적은 말끔히 사라집니다. 다만, 가렵다고 너무 긁으면 흔적이 날 수도 있으나 그것 역시 시간이 흐르면 흔적은 없어질 것입니다. 가려울 때는 찬 물수건으로 가려운 부위에 대면 좋지요."

벌침이야기
053

어느 40대 사나이

　벌침을 성기에 맞으면 기가 막히도록 좋다는 말을 자주 듣던 어느 40대 사나이가 하루는 양돈장에 갔다. 돼지에게 화학항생제 대신 벌침을 놓아주는 것을 보았다. 돼지는 비계가 많다. 벌침을 비계에 놓으면 효과가 없다. 벌독이 혈관에 도달하지 못하기 때문이다. 그러므로 돼지에게 벌침을 놓을 때는 돼지의 항문 부위나 코 부위에 놓는다. 벌침을 맞은 돼지는 설사나 장염, 감기 같은 질병을 앓지 않는다. 이런 이유로 돼지에게 벌침을 놓는 것이다. 돼지뿐만 아니라 소나 닭을 키우면서도 벌침을 사용하는 사람들이 많다. 물론 애완견도 벌침을 놓으면 감기나 기생충 같은 것을 예방할 수 있다. 양돈장에서 꿀벌을 몇 마리 얻어 집으로 온 사나이는 자신의 성기에 벌침을 놓았다. 다름 아닌 자신의 성기 귀두에 벌침을 직침한 것이다. 그는 매우 아파서 팔딱팔딱 뛰었다. 귀두가 너무 붓고 화끈거려서 며칠 간 많은 고생을 했다. 막연한 귀동냥으로 벌침을 놓으면 낭패를 볼 수 있다는 것을 그는 모르고 있었다. 성기에 벌침을 맞으려면 팔, 다리, 배, 머리 등의 각 혈자리에 벌침을 서서히 맞아 신체를 벌독에 완전히 적응시킨 후 맞아야 한다. 적어도 한 달 이상 벌독에 신체를 적응시켜야 한다. 그리고 성기에 벌침을 놓을 땐 절대로 귀두에 놓으면 안 된다. 속살에 상처 내는 것과 같은 원리이므로 위험하기 때문이다. 사람들은 몸에 좋다면 절차를 무시하고 대충하려는 경향이 있다. 아무리 급해도 바늘허리에 실을 매어서 쓸 수 없는 것이 세상일이다.

벌침이야기
054

'그러려니…' 하고 사는 사람들

많은 사람에게 필자가 벌침을 가르쳐 주었다. 그러면서 필자가 느낀 것은 대부분의 사람은 나이가 들면 당연히 아픈 것이라고 믿고 자포자기하고 살아가고 있다는 사실이었다. 잠을 이룰 수 없는 어깨결림이 있어도 그러려니 하고, 목디스크나 허리디스크, 관절염이 있어 몸을 자유스럽게 움직이지 못하면서도 '나이가 들면 다른 사람들도 아프겠지'라고 생각하면서 살아가고 있다. 피로가 쌓이고, 눈이 침침하고, 숙취 때문에 고생을 많이 하고, 두통이나 스트레스가 심하고, 귀울림 현상이 있고, 잘 걷지를 못해도 별로 신경 쓰지 않았다. 오줌발이 약하고 발기가 잘 되지 않고, 바지에 오줌을 묻혀도 '이렇게 살다가 죽는 것이 사람이다' 라는 고정관념으로 살아가는 사람들이 대부분이었다. 그런데 필자가 벌침을 체험하고 벌침 마니아가 되고 보니 세상이 다르게 보였다. 아프지 않아도 되는 것을 괜히 고통스럽게 살고 있다는 것을 깨달았다. 그래서 필자는 아픈 사람을 보면 벌침을 추천했다. 커다란 전문지식이 필요한 것도 아니고, 돈도 들어가는 것도 아니고, 누구나 관심만 있으면 벌침을 즐길 수 있기 때문이다. 그리고 벌침을 즐기면 아픈 곳이 아프지 않게 되었다. 중년을 지난 사람 치고 아픈 곳이 없는 사람이 없었다. 다시 한 번 강조하지만 그러려니 하고 사는 사람들은 벌침을 즐겨 나이가 들수록 세상이 더 살맛난다는 사실을 느꼈으면 한다.

벌침이야기
055

학습 효과

허리디스크가 심한 40대 가장이 있었다. 우연한 기회에 그에게 필자가 벌침을 놓아주었다. 수삼리혈, 족삼리혈, 허리의 압통점(검지로 눌러 통증을 느끼는 곳)에 벌침을 6방 놓았다. 그는 허리디스크 때문에 용하다는 곳에 가서 일반 침을 많이 맞았다고 했다. 통증이 심하니 침을 맞지 않을 수가 없었던 것이다. 침을 맞을 때는 통증이 수그러들었지만 곧 재발하곤 하여 고생을 많이 했다. 몇 개월 후에 그를 만나보니, 해바라기꽃에서 꿀벌을 잡아 아내와 함께 벌침을 즐겼다고 말하는 것이었다. 그리고 그의 아내도 사십견 때문에 고생을 많이 했는데 꿀벌로 압통점에 벌침을 놓아 두드러기까지 약하게 생겼으며 사십견이 많이 좋아졌다는 것이었다. 벌침을 맞으면 본인 스스로 효과를 느낄 수 있기 때문에 애착을 갖고 학습을 한다. 누가 시켜서 벌침을 맞는 것이 아니라 스스로 행하게 되는 것이다. 점잖은 할아버지, 할머니, 주부, 가장 등의 사람들이 잠자리채 만들어 꿀벌을 잡아 벌침을 즐기는 것을 필자는 많이 보았다. '일당을 준다' 고 해도 하지 않을 사람들인데 그런 행동을 하는 것을 보고 필자는 벌침의 효과에 대하여 확신을 갖게 되었다. 아무튼, 벌침은 학습효과가 100%이다. 사람들에게 벌침을 가르쳐주면 무조건 따른다.

"웬 줄 아시나요?"

"좋으니까요, 그 어떤 것보다도!"

"어떻게 좋은데요?"

"아픈 곳이 없게 되고 살도 빠지고, 피부도 고와지며 스트레스도 해소되어 몸과 마음이 그냥 좋아요. 물론 면역력이 세지니 각종 질병을 예방할 수도 있답니다."

벌침이야기
056

벌침 풍경

    날씨가 맑은 시월의 어느 일요일 오전, 사내는 잠자리채와 곤충 채집용 플라스틱 통을 손에 들고, 셔츠 주머니에는 핀셋 하나를 꽂고 인근 하천변으로 나갔다. 하천변에 피어 있는 이름 모를 야생화엔 꿀벌들이 꿀을 모으느라 정신없이 일을 하고 있었다. 꿀벌들이 이 꽃에서 저 꽃으로 옮겨 다니면서 열심히 땀을 흘리고 있었다. 사내는 잠자리채로 꿀벌 한 마리를 잡아 핀셋으로 꿀벌을 꺼내 바지의 자크를 내리고 성기에 벌침을 놓았다. 꿀벌의 꽁무니를 성기 혈자리에 대기만 하면 꿀벌의 침이 꽂혔다. 반복해서 성기에 10여 방 꿀벌의 침을 성기에 꽂아놓고 사내는 바지의 자크를 올렸다. 그리고 계속해서 사내는 잠자리채로 꿀벌을 잡았다. 잠자리채에서 꿀벌을 핀셋으로 집어 곤충 채집용 플라스틱 통에 넣었다. 사내가 플라스틱 통에 눈깔사탕을 미리 두 개 넣어 두었기 때문에 꿀벌들은 굶어 죽지 않을 것이다. 꿀벌 50여 마리를 잡은 후 사내는 집으로 돌아왔다. 사내는 안방에 혼자 들어가서 앉아 바지 자크를 내리고 성기에 꽂아 놓은 꿀벌의 침을 핀셋으로 전부 뽑아냈다. 10여 개의 꿀벌의 침을 뽑아낸 다음 사내는 신체의 주요 혈자리에 벌침을 놓았다. 족삼리혈, 수삼리혈, 관원혈을 비롯하여 여러 곳의 혈자리에 벌침을 놓았다. 앞이마는 거울을 보고 벌침을 놓았다. 사내는 남은 꿀벌로 아내에게 벌침을 놓아주었다. 아내의 백회혈, 관원혈, 중극혈, 족삼리혈, 수삼리혈 등에 벌침을 일곱 방 놓았다.

"아빠, 저도 벌침 놓아주세요."

"알았다. 다리에 벌침 두 방만 맞아라."

사내는 딸이 벌침을 놓아달라고 하여 다리의 족삼리혈에 두 방 놓아주었다. 사내의 하루가 또 저물었다. 사내는 하루하루가 즐겁다. 특히 벌침 마니아가 된 뒤에는 아쉬운 것이 없는 것 같다. 사내에게 주어진 하루하루를 언제나 행복하다고 느끼면서 과거로 돌려보내고 있는 것이다.

벌침이야기
057

벌침 맞고 코끼리 다리가

  벌침 마니아가 되기 위해 스스로 벌침 적응 훈련을 할 때 벌침 맞은 부위가 코끼리처럼 될 경우가 있다. 벌침을 한두 번 맞았을 때 나타날 수 있다. 다리나 팔에 맞았을 때 코끼리 다리처럼 부풀어 오른다. 마치 살이 모자라서 더 이상 부풀어 오르지 못하는 것처럼 느낄 수 있다. 벌침 마니아가 되려면 누구나 거치는 과정이다. 배나 등 부위에 맞았을 때도 마치 요대를 착용한 것처럼 단단하게 부풀어 오를 수도 있다. 하지만 아무 걱정을 하지 않아도 된다. 그것은 벌독이 인체에 들어가서 불필요한 잡균이나 바이러스와 전쟁을 벌이는 과정이기 때문이다. 잡균과 바이러스를 몽땅 죽이고 나면 더 이상 붓거나 가렵지 않게 된다. 벌침이야기가 사람들에게 벌침을 가르쳐 주면서 하는 말이 있다.

"죽은 사람에게 벌침을 놓으면 어떻게 될까요? 아무 반응을 보이질 않을 것입니다. 따갑고 붓고 가려운 것은 아직 살아있다는 증거입니다."

코끼리 다리나 팔이 되어 놀라서 벌침을 피하는 사람들이 종종 있다. 모두 벌침에 대한 일반적인 상식이 없는 상태에서 벌침을 맞으니 그럴 것이다. 코끼리 다리가 되었다면 얼마나 좋은 현상인가? 벌침 맞은 부위에 있는 모든 잡균과 바이러스를 태워 죽이고 그 열로서 뜸을 12시간 이상 뜨니 말이다. 몸이 허한 사람, 손발이 차가운 사람, 위장이 차가운 사람 등이 온열작용으로 인체에 열을 가하면 몸이 좋아질 수밖에 없다. 벌침이야기가 종종 그런 사람을 만나면 복 받은 사람이라고 말을 해준다. 벌침으로 뜸까지 떠서 암세포 같은 것도 죽일 수 있고, 찬 기운을 몰아내니 그렇다는 것이다. 벌침을 맞으려면 먼저 벌침에 대한 상식을 알고 접근하는 것이 좋다. 벌침이야기가 벌침의 모든 것이다. 벌침은 매우 안전한 것이다. 양봉하는 사람들은 거의 매일 20여 방 이상 쏘인다. 그런 사람들은 고혈압 증상이나 암, 중풍 같은 것이 일반인들에 비해 거의 발병하지 않는다고 한다. 꿀벌에 쏘여 죽을 수 있다면 벌써 유엔에서 꿀벌로 양봉을 하지 못하게 법으로 막았을 것이다. 위험한 꿀벌을 못 키우게 말이다. 코끼리 다리, 두드러기, 가려움, 따가움 모두가 벌침 마니아가 되기 위한 과정에서 일어날 수 있는 사소한 것이다. 아주 자연스런 현상이라는 것이다. 절대로 호들갑 떨지 말아야 한다. 다들 그러면서 벌침 마니아가 되는 것이다. 벌침 마니아가 되면 더 이상 가렵고 붓질 않는다. 인체에 잡균이나 바이러스가 사라져서 그런 것이다. 코끼리 다리처럼 된다면 곧 벌침에 완전히 적응이 되겠다.

벌침이야기
058

갈수록 따갑다

　벌침 적응 훈련을 하다보면 초기에 많이 붓고 가렵다. 지상 천국의 맛을 보려면 그 정도의 인내는 감수해야 한다. 계속 그렇게 붓고 가려우면 어떤 미친 사람이 벌침을 맞겠는가? 몇 번 맞다보면 가렵고 붓는 것은 사라지게 된다. 하지만 초기에 그렇게 따갑게 느껴지지 않던 벌침 맛이 갈수록 더 따갑게 된다. 벌침을 잘 모르는 사람들은 그것을 꿀벌이 힘이 센 것을 즐겨서 그렇다고 말을 하기도 한다. 하지만 그런 것이 아니다. 벌침을 맞으면 맞을수록 무뎌졌던 신체의 신경이 다시 살아나기 때문에 더 따가운 것이다. 얼마나 고마운 일인가? 나이가 들어 신체의 신경이 노화되어 무뎌진 것을 아주 생생하게 재

생시키니 말이다. 이 맛에 벌침의 위대함을 느낀다. 이 맛에 벌침이 노화를 방지하는 효과가 있다는 것이 숨어있는 것이다. 초보자들이 벌침 마니아가 되기 위해 벌침을 즐기면서 이겨야 할 것이 있다. 첫째가 초기에 가려움증이다. 며칠만 가려우면 가려움증은 끝이 난다. 하지만 그 가려움증을 극복하지 못하고 중도에 포기하는 사람이 있다. 가려움증이 심하다는 것은 거의 마무리가 되어가는 것인데, 고생할 것은 다 해 놓고 포기하니 밑지는 장사여서 안타깝다. 둘째는 붓는 것인데 붓는 것은 외관상 문제지 코끼리 다리처럼 부어서 뜸을 12시간 이상 떠야 진정으로 신체에 이로움을 주는 것이라는 것만 알면 문제되지 않는다. 몇 번 붓고 나면 붓고 싶어도 붓질 않는다. 마지막으로 따가움이다. 따가움은 벌침을 즐길수록 더 강해지지만(신경이 살아나서) 계속 벌침을 즐기다보면 그 따가운 맛을 기다리게 된다. 그리고 기분도 좋아진다. 벌침 즐겨서 신경이 살아나는 증거이니 말이다. 갈수록 따가운 맛이 세진다면 벌침을 놓고 빨리 침을 빼면 문제가 없다. 벌독이 아까워 침을 천천히 뽑는 사람들이 있는데 눈만 뜨면 보이는 것이 꿀벌이다. 뭐하려고 생고생을 하려고 하는가? 꿀벌은 절대로 아까워하지 말아야 한다. 잠자리채만 있으면 된다.

벌침이야기
059

벌침과 눈빛

　벌침을 사람들에게 가르쳐 주면서 느끼는 것이 있다. 일단 벌침을 배워 벌침 마니아가 되면 그 사람 역시 또 다른 사람들에게 벌침을 가르쳐 줄 확률이 거의 100% 이다. 그것은 벌침이 그만큼 좋기 때문이다. 아픈 사람을 보면 안타깝기 때문에, 아프지 않은 사람을 보면 질병을 예방하면 좋기 때문에, 머리가 빠지고 흰머리가 빨리 생기는 사람을 보면 억제할 수 있는 길이 있기 때문에, 뚱뚱한 사람을 보면 살을 빼지 않으면 고질병이 올 것이 확실하기 때문에 벌침을 가르쳐 주고 싶다. 디스크로 고생을 하는 사람, 관절염으로 고통스러워하는 사람, 고혈압으로 스트레스를 받는 사람, 저혈압으로 고생하는 사람, 간염과 간경화로 고생을 하는 사람, 피부가 거친 사람, 오줌발이 약한 사람, 신장이 나쁜 사람, 술을 많이 마셔 힘을 못 쓰는 사람, 절뚝 거리며 천천히 걷는 사람, 퇴행성관절염과 골다공증으로 허리가 아 픈 사람, 어깨 결림과 목 부위가 뻐근한 사람 등등 주위에 너무나 많 은 사람들이 통증에 시달리고 있는 것을 보면 벌침을 가르쳐 주고 싶 은 것이다. 가르쳐 주는 입장에서 보면 사람들에게 좋은 일을 하면 나쁜 사주팔자도 바꿀 수 있기 때문에, 벌침을 가르쳐 준 사람이 즐 겁고 행복하게 살아가는 것을 보면 그 또한 자신에게 엔돌핀을 많이 분비하게 만들어 주기 때문에, 그리고 죽어도 천국에 갈 가능성이 많 기 때문에 벌침을 가르쳐 주게 된다. 벌침을 누군가로부터 배워 즐겁 고 아프지 않은 삶을 즐기게 되면 자신에게 처음 벌침을 가르쳐 준 사람을 평생 잊지 못해서 심지어 '그 사람이 죽으면 제사라도 지내 줘야지' 와 같은 생각을 하게 된다. 그것은 벌침 마니아가 되면 정말 로 인생이 즐겁다는 것을 깨닫게 되기 때문이다. 많은 사람들에게 벌 침을 가르쳐 주면서 그들로부터 눈빛의 변화를 알 수 있었다. 벌침이 야기를 바라보는 눈빛의 변화라서 쉽게 느낄 수 있었다. 처음 벌침을 몇 방 놓아주면 일단 통증이 완화되니 너무 고마워하는 눈빛이다. 두 세 번 벌침을 놓아주고 하루 이틀 지나면 원망의 눈빛이다.(가렵고 부우니) 그리고 그 다음은 다시 무한한 존경의 눈빛이다. 마지막으로 그런 과정을 거쳐 벌침 마니아가 되어 공짜로 벌침을 즐기게 되면 존 경의 눈빛을 넘어 감동의 눈빛으로 변했다. 며칠 사이로 마음의 변화 즉 바라보는 눈빛의 변화가 극과 극을 달리는 것이 사람인가 보다.

벌침이야기
060

벌침 마니아가 될 권리

　벌침을 스스로 원 없이 즐길 수 있는 경지에 도달한 사람을 벌침 마니아라 부른다. 벌침 마니아가 되면 일단은 몸이 아픈 것으로부터 해방이 될 수 있다. 물론 앞으로 몸이 아플 가능성도 사라질 것이다. 벌침 마니아가 되면 몸만 아픈 것으로부터 해방되는 것이 아니다. 정신적인 건강도 완전히 달라진다. 가치관이 바뀌게 될 것이다. 부정적인 사람이 긍정적인 사람으로 소극적인 사람이 적극적인 사람으로, 게으른 사람이 부지런한 사람으로, 조급한 사람이 여유 있는 사람으로 바뀌게 된다. 그리고 벌침 마니아가 되면 눈이 즐거워진다. 눈에 보이는 모든 것들이 즐겁다는 생각이 든다. 눈에 보이는 모든 현상이 아름답게 보일 것이다. 벌침 마니아가 되면 다른 사람들에게 기쁨을 주게 된다. 짜증내는 경우가 없으니 그렇다. 화를 내는 일이 없으니 그렇다. 그리고 목소리도 맑게 되니 상대방에게 거북한 것을 전달하지 않게 된다. 벌침 마니아가 되면 암이나 각종 바이러스를 겁을 낼 필요가 없다. 왜냐하면 인체를 벌독으로 단련을 하여 면역력을 다른 어떤 사람들보다도 세게 만들었으니 그렇다. 면역력이 약하게 될 때 온갖 잡병에 걸리게 되는 것이다. 그것은 항상 잡병들이 모든 사람에게 걸리지 않고 일부 면역력이 저하된 사람들에게만 걸리는 것을 보면 알 수 있다. 벌침 마니아가 되는 길이 있다. 벌침이야기를 따르기만 하면 된다. 잠자리채 만들고 핀셋 하나 준비하면 모든 것이 완료된다. 벌침 마니아가 되면 죽을 때까지 삶을 마음껏 발산하고 인생을 즐길 수 있다.

벌침이야기
061

무조건 암에 걸리다

 필자는 나이가 50세를 넘으면 암이 무조건 걸릴 것이라고 단정을 하고 벌침을 즐긴다. 이렇게 사는 것이 나의 삶 철학이다. 운 좋게 암이 걸리지 않을 수도 있지만 그것은 어디까지나 운에 불과한 것이다. 어찌 하나밖에 없는 생명을 운에 맞길 수 있겠는가? 암을 예로 들었지만 치매, 중풍, 뇌졸중 ,심장병, 간경화, 고혈압, 전립선염, 관절염, 디스크, 신장염, 발기부전, 어깨결림, 신경통, 당뇨 등 노화와 함께 오는 질병들이 반드시 찾아올 것이라고 단정을 하고 그것을 미리 예방한다면 쓸데없는 고민을 하지 않아도 될 것이다. 재수 좋으면 필자에게 그런 질병들이 피해갈 것이라는 요행을 바라고 살고 싶지는 않다.

그런 질병들이 아주 가깝게 다가오고 있다고 전제하고 그것을 퇴치할 수 있는 노력을 하는 건강관리법이 바로 벌침 마니아가 되는 것이라고 확신하고 있다. 벌침의 효용을 너무 잘 이해하고 있으니 그렇다. 벌침 마니아가 되면 아주 확실한 노후대책을 수립한 것이다. 늙어서 질병에 시달리지 않고 인생을 즐길 수 있을 것이다. 아무도 노화와 함께 다가오는 질병으로부터 자유로울 수 없다. 마치 죽음이 모든 이에게 찾아오듯이 암 같은 질병들에게 인간은 항상 노출된 상태로 살아가고 있다. 그런데 그 질병이 자신에게만 찾아오지 말라고 기도하는 것은 이루어질 수 없는 꿈을 꾸는 것이다. 좀 더 적극적으로 나쁜 질병으로부터 해방되는 노력을 하면 좋지 않을까? 더 늦기 전에 벌침을 스스로 배워 즐기자, 돈 들이지 않고, 원 없이 벌침이야기와 함께.

벌침이야기
062

돌려드립니다

　지금까지는 국민들이 막연하게 벌침이 좋다는 것을 알고 있으나 알게 모르게 조성된 벌침에 대한 공포심과 돈 문제 때문에 이러지도 못하고 저러지도 못하는 것이 현실이었다. 하지만 벌침이야기가 세상에 나오면서 이 두 가지 문제를 완전히 해결했다. 벌침에 대한 불확실한 공포심은 벌침 적응 훈련으로 극복하면 되는 것이고, 돈 문제는 잠자리채 만들어 자연에 널려 있는 꿀벌을 잡아 즐기면 된다는 것이다. 두 가지 문제로 국민들에게 다가가지 못했던 벌침이 앞으로는 밥을 먹는 것과 같이 즐길 수 있을 것이다. 국민들이 벌침 마니아가 되면 인체 내부를 리모델링하는 것과 같아서 온갖 잔병치레로부터 조금은 해방될 수 있다. 인터넷만 세계 최강의 나라가 아니라 벌침을 즐기는 것도 세계 최강의 나라가 우리나라가 되었으면 좋겠다. 국민 건강도 국가 경쟁력이다. 다른 나라에서 발생한 독감 등의 악성 바이러스 같은 것이 우리나라 국민들에게는 그 어떤 악영향도 미칠 수 없게 되기를 바랄 뿐이다.국민들에게 벌침을 돌려드리는 것이 벌침이야기의 내용이다. 건강할 때 미리미리 벌침을 즐겨 벌침 마니아가 되는 것도 애국하는 것이다. 왜냐하면 모두가 건강하게 되면 그 역시 국가 경쟁력 강화를 위하는 것이기 때문이다.

벌침이야기
063

질문

 벌침이 그렇게 좋은 것이라면 왜 많은 사람들이 벌침을 연구하여 논문을 사이언스 잡지 같은 곳에 올리지 않는 것입니까? 많은 사람들에게 희망을 주는 벌침이라면 당연히 그런 곳에 논문이 실리고 세상이 시끄러워야 되는 것 아닙니까? 아직은 뜬 구름 잡는 것 같은 줄기세포 연구 분야는 많은 과학자들이 눈에 불을 켜고 연구를 하고 있는데 벌침은 그런 소식이 없으니 왜일까요? 줄기세포 같은 것은 종교단체에서 생명윤리에 위배된다면서 반대를 하고 있는데도 말입니다. 줄기세포는 과학자들이 특허를 내면 떼돈을 벌 수 있다고 합니다. 벌침이야기는 그 이유를 이렇게 보고 있습니다. 부가가치에 관한 것입니다. 벌침은 아무리 좋은 것이라고 발표를 해도 당사자에게는 큰 부가가치가 발생하지 않습니다. 세상 사람들이 벌침이 좋다는 것을 알게 되면 꿀벌을 잡아서 직접 벌침을 즐기니 그렇습니다. 따라서 벌침을 연구한 과학자에게는 부가가치가 거의 없는 것이 됩니다. 그러니 어떤 과학자가 벌침에 목숨을 걸고 연구를 하겠습니까? 순수 학문 차원이 아니면 말입니다. 결국 사업성이 없으므로 많은 과학자들이 연구에 매진할 수 없는 것이 벌침이라고 생각합니다. 쉽게 말해서 돈벌이가 안 된다는 것이지요. 자본주의 세계에서 돈벌이가 되지 않으면 사람들 관심이 적어지는 것이니까요. 벌침의 편리성 때문에 오히려 역차별을 받고 있다고 봅니다. 그래도 벌침이야기는 좋습니다. 벌침이 망가진 몸을 원상회복시키니까요.

벌침이야기
064

보이지 않는 적

  사람들은 눈에 보이는 적에 대해서는 목숨을 걸고 싸우거나 아니면 그것을 피하려고 노력을 한다. 너무 무서워서 그러는 것이다. 눈에 보이는 적이야 언제나 대책을 수립하여 그것을 퇴치할 수 있다. 문제는 눈에 보이지 않는 적이 있을 때다. 사람들이 죽는 경우를 보면 대부분 눈에 보이지 않는 적들에게 침공을 당해서 죽는다. 눈에 보이는 적들에게 죽임을 당하는 경우는 별로 없다. 전쟁이나 일어나야 그나마 그렇게 죽는 사람들이 좀 있겠다. 사람들의 눈에 보이지 않는 적들이 무엇일까? 바이러스나 세균들이다. 인간이 태어남과 동시에 이미 이런 보이지 않는 적들은 사람들 몸속에 침범하여 아지트를 만들고 호시탐탐 인간의 목숨을 노리고 있다. 누구나 예외가 없다. 아무리 인간이 항생제를 고단위로 만들어 내도 그것에 내성을 갖는 비법을 가지고 있는 바이러스나 세균들이기에 인간이 모두 전멸하지 않는 한 퇴치할 수 없을 것이다. 화학항생제의 단점이다. 자꾸만 항생제 단위가 높아지다 보니 종국엔 인간이 만든 그 어떤 고단위 항생제에도 버틸 수 있는 강력한 바이러스나 세균이 나타날 것이다. 화학항생제의 남용이 인간을 위기로 몰아넣을 수 있다. 벌독은 페니실린의 1,000배 이상의 항균 능력을 갖고 있는 천연 물질이다. 화학물질이 아니다 보니 단위가 높아지거나 중독이 있게 되거나 하는 부작용이 없다. 벌침이야기가 늘 하는 말이 있다. '벌침이야기는 사스나, 조류독감, 스페인 독감 같은 바이러스성 질병은 하나도 겁이 나지 않는다' 이런 말을 자주 했었다. 벌독은 눈에 보이지 않는 적을 퇴치하는데 가장 효과적인 무기라는 것을 알고 있으니 그렇게 말을 하는 것이다. 벌독으로 신체를 무장하고 사니 눈에 보이지 않는 적은 무시하고 살고 있다. 무서운 것이 있다면 지진이나 화산폭발 같은 것이다. 눈에 보이지 않는 적을 퇴치하는 비법이 벌침이야기인 것이다.

벌침이야기
065

건망증

벌침 마니아가 되어 머리에 벌침을 즐기면 뇌혈관 질환 예방에 효과가 있다. 이유는 벌독의 붓는 원리와 청혈작용, 항균성으로 뇌혈관이 막히는 일이 없기 때문이다. 아주 미세한 뇌혈관이 막히거나 혈관 단면이 좁아져서 또는 혈액이 걸쭉하게 되거나 세균이나 바이러스로 염증이 생겨 뇌에 혈액순환 장애가 있을 때 골치가 아프고, 종양이 생기고 경색이 있을 것이다. 벌침이야기는 일주일에 적어도 한 번 이상은 벌침을 얼굴이나 머리에 즐긴다. 그러니 두통이나 스트레스, 짜증 같은 것이 없다. 백회혈, 천주혈, 상성혈, 신정혈, 아문혈, 전정혈, 그리고 앞이마의 M자형인 경우 꼭짓점 부위에 벌침을 즐긴다.

보통 1회에 3방 정도로 즐기면(백회혈과 천주혈에 맞았으면 다음에는 신정혈과 아문혈, 전정혈에 벌침을 맞는다) 큰 무리가 없었다. 많이 즐길 때는 꽤 여러 방 즐기는 경우도 있었다. 벌침 마니아인 30대 말의 주부를 만난 적이 있었다. 학원 강사였다.

"아저씨, 벌침을 즐기니 즐기기 전보다 확실히 기억력이 되살아났어요. 전에는 건망증으로 많이 고생을 했는데 이제는 그것이 거의 없어졌네요."

"맞는 말이지요. 아줌마는 벌침을 머리에 많이 즐기잖아요. 기본이 일주일에 한번 일회에 3~5 방씩 즐긴다면서요."

이런 대화를 나눈 기억이 있다. 두통과 건망증으로 벌침 맞는 것을 시작하여 스스로 벌침을 즐기는 벌침 마니아가 되어 벌침을 즐기는 그녀의 말이 거짓일 리는 없다. 벌침이야기도 벌침을 즐겨 스트레스를 없앴다. 벌침을 맞고 효과를 느끼지 못한다면 누가 계속하여 벌침을 즐기겠는가?

벌침이야기
066

박사의 우

　사람들은 종종 착각 속에서 살아가고 있다. 심하면 어떤 일에 대한 목적마저도 잃어버리고 산다. 아픈 사람이나 아프지 않은 사람이나 앞으로 아프지 않게 사는 것이 벌침을 즐기려는 목적인데 그것을 착각하고 벌침에 대한 박사학위 논문을 쓰려고 한다. 벌침을 단순화하면 벌독이 인체에 좋은 작용을 하여 면역력을 증가시켜 온갖 잡병을 예방하며 혈액순환을 개선하여 치명적인 성인병 발병을 억제하는 것이다. 그런데 벌독 성분이 50여 가지 정도인데 그 중에서 히스타민은 무슨 작용을 하고 또 다른 성분은 어떤 역할을 하고, 인체 경혈 중에서 기경팔맥이 어쩌고저쩌고, 이렇게 배우려고 한다. 모두 한의학 아니면 서양의학 박사학위 논문을 준비하는 대학원생들처럼 말이다. 쉽게 말해서 사람들이 '박사의 우'를 범하고 있는 것이다. 모든 사람이 박사학위를 딸 필요가 없다. 아주 열심히 노력한 훌륭한 박사들이 분석을 해 놓았으면 그것을 활용하며 사는 것이 인생살이이다. 왜 처음부터 다시 '박사의 우'를 범하려 할까? 좋다면 좋은 것이고 나쁘다면 나쁜 것이다. 이렇게 살면 세상을 아주 쉽고 즐겁게 살 수 있을 것인데 '박사의 우' 속에서 늘 헤매고 있는 것이 보통사람들의 현실이다. 정작 벌침의 효능은 맛보지 못하고 벌침 공부만 하다가 세월을 허비하고 말 것이다. 쉽게 말해 재다가 죽는다는 것이다. 꿩 잡는 것이 매다. 중요한 것은 내가 아프지 않게 되면 좋은 것이다. 왜 아프지 않게 되는 것인지는 아주 머리가 좋은 박사학위를 준비하는 과학자들 몫이다. 이미 벌침을 맞으면 왜 아프지 않게 되는 것까지도 밝혀졌다. 더 이상 망설일 필요가 없다. 벌침이야기는 아프지 않게 사는 것이 목적인 사람들을 위한 것이지 벌침박사가 되어 교단에 서서 교수가 되려는 사람들을 위한 것은 아니다. 그래서 누구나 쉽게 즐길 수 있는 벌침이야기이다.

벌침이야기
067

면역력 저하증

"아저씨, 내 나이가 39살인데 건강 나이는 60대라고 병원에서 그러잖아요. 겉으로만 멀쩡하지 몸이 전부 망가지고 있다는 생각이 들어요. 아프지 않은 곳이 없어요. 자궁도 들어냈고요, 위가 처져서 신장을 압박하여 몸이 붓고 귀에 소리가 나고 머리가 맑지 않아요. 나는 아픈데 병원에서는 특별한 병이 있는 것이 아니라 면역력 저하증 같은 것이라고 하네요. 면역력이 저하되니 피부에 반점도 이따금씩 생기고 피곤하며 활력이 없어요. 이런 병에는 그저 잘 먹는 것이 약이라고 하던데, 위에서 받아줘야 그것도 하지요."

얼마 전 한 아줌마가 필자에게 면역력 저하증이 있다면서 벌침을 가르쳐달라고 했었다. 벌침을 즐기면 면역력이 증가된다는 말을 듣고 벌침을 배우겠다고 마음을 먹은 것이다. 일단 벌침이야기에만 있는 벌침 실전 훈련을 시작해 보자고 했다. 벌침 적응 훈련을 할 때 노약자라고 여기고 아주 서서히 벌침 적응 훈련을 해야 된다는 말도 잊지 않았다. 요즘 나이로 39살이면 아직 한창일 것인데 아줌마의 얼굴에 근심이 가득 들어 있는 것이 보였다. 시집을 이십대 초반에 가서 큰 애가 고등학생이었다. 직장 생활을 하고 있으나 늘 몸이 아픈 것 때문에 스트레스를 많이 받는다는 것이다. 처음에 스스로 벌침을 4방 정도 약하게 맞고(삼음교혈, 관원혈, 중완혈) 나른하여 푹 잤다고 했다.

"이제부터 가렵고 붓고 할 것인데 욕심내지 말고 천천히 벌침을 2~3일에 한 번씩 맞으면 됩니다."

경험상으로 볼 때 이 아줌마는 벌침 마니아가 확실히 될 것이다. 왜냐하면 아팠던 사람은 벌침 초기의 가려움과 붓기를 쉽게 이겨낼 의지가 있기 때문이다.

벌침이야기
068

늙어서

하천 옆 도로변에 만들어 놓은 조그만 정자에 70대의 할아버지 한 분이 앉아 있다. 지나가는 사람들의 모습을 그저 멍하니 바라보고 있다. 흰 색의 셔츠를 깔끔하게 차려입고 앉아서 말없이 시간을 보내고 있다. 심심해서 말벗이라도 되어 드리고 싶지만 괜히 어색할 것 같아 그냥 지나치기를 반복한다. 재수가 좋은 날은 허리를 구부정하게 하고 다리를 절며 걷는 할머니가 종종 정자의 벤치에 앉아 쉬어갈 경우에 잠시나마 몇 마디 말을 할 기회도 갖지만 드문 일이다. 그냥 점심 때가 되기를 기다린다. 며느리가 차려놓은 점심을 후딱 먹고는 다시 정자로 돌아온다. 홀로 앉아 있기가 너무 지겨울 때면 주머니를 뒤져

인근 수퍼마켓에서 소주를 한 병 사 마시기도 한다. 안주도 없는 깡소주를 마시는 경우가 대부분이다. 필자는 그 할아버지를 보고 벌침을 생각했다. 할아버지가 벌침 마니아라면 정자에 무료하게 앉아 있기보다는 잠자리채로 하천변에서 꿀벌을 잡아 스스로 벌침을 즐기기도 하고 여유가 있으면 집안 식구들에게 벌침을 놓아줄 수 있어서 참 좋았을 것이다. 할아버지가 본인 건강도 챙기고 소일거리도 생기고 운동도 하며 가족들 건강도 보살펴주는 그런 생활을 할 수 있는 기회를 놓친 것이 안타까울 뿐이다. 할아버지도 기회를 놓친 것은 아니다. 필자가 종종 할아버지 주변에서 꿀벌을 잡고 있기 때문이다. 그렇지만 할아버지는 아직 필자에게 관심이 없다.

벌침이야기
069

중년여성 두 명

벌침을 많은 사람들에게 가르쳐 주었다. 그러면서 느낀 것이 많이 있다. 똑 같은 현상을 갖고 어떤 사람은 긍정적으로 받아들이고 어떤 사람은 부정적으로 받아 들였다. 긍정과 부정의 차이는 단순히 사고의 차이가 아니라 결과가 하늘과 땅 차이만큼 컸다. 중년 부인이 2명 생각난다. 한 사람은 긍정적인 사람이고 또 다른 이는 부정적인 사람이다. 긍정적인 부인이 벌침 마니아가 되었을 때 차를 마시는 시간이 있었다. 벌침의 효능을 마음껏 즐기며 건강하게 살고 있었다. 벌침 적응 훈련 기간에 고생했던 것을 무용담 삼아 들려주었다.

"아저씨, 내가 벌침을 3회 차 날에 관원혈(단전)에 맞고 아랫배에

요대를 댄 것처럼 많이 붓고 후끈거리던 날, 많은 생각을 했어요. 벌침 한 방의 위력이 이 정도로 세다면 반드시 벌침은 효능이 그 어떤 것보다도 확실할 것이라고 믿게 되었죠. 내가 아프지 않은 곳이 없었기 때문에 안 해본 것이 없어요. 뜸, 침, 마사지, 운동, 보약 등 아픈 병명만큼이나 다양하게 해 볼 것은 다 해봤으니까요. 그런데 벌침 한 방 맞고 배가 12시간 이상 통통 부어올라서 후끈거리는 것을 보고는 벌침이 그 어떤 것보다도 효과적이고 완벽할 것이라고 느낀 거죠."

긍정적인 중년 부인은 벌침 한 방의 위력을 직접 체험하고는 벌침을 무조건 믿고 벌침 적응 훈련을 성실히 마쳤다. 지금은 완전한 벌침 마니아가 되어 항상 즐겁게 생활을 하고 있다. 또 한 명의 중년 부인은 벌침을 합곡혈에 한 방 맞고 다음날 손이 통통 부어오르고 가려워서 자신은 벌침과 궁합이 맞지 않는다고 스스로 판단을 하고 중도에 포기를 했다. 벌침 마니아의 행복을 맛보지 못하고 살아갈 것이다. 두 명의 중년 부인이 똑 같이 벌침을 맞고 붓고 가려운 것을 보고 한 명은 벌침의 위력이 대단하니 자신의 병도 쉽게 좋아질 수 있다고 생각을 했고, 다른 한 명은 자신에게 벌침은 궁합이 맞지 않는다고 생각을 했다. 그 결과 긍정적인 부인은 벌침 마니아가 되어 건강한 삶을 누리게 되었고 부정적인 부인은 벌침의 마력을 맛보지 못하고 아프게 잔병치레 속에서 말년을 보낼 것이다. 이렇게 긍정과 부정의 차이는 크다. 천양지차인 것이다. 벌침 마니아가 되려는 사람들은 긍정의 힘으로 노력을 하면 누구나 쉽게 될 것이다.

벌침이야기
070

초보자 부부

얼마 전에 한 부부가 찾아왔다. 남편은 1개월 전에 벌침 마니아가 되려고 필자의 훈수를 받았던 사람이고 부인은 처음 만났다.

"이제 세상이 아름답게 보이네요. 살맛이 나요. 신경도 되살아나고요, 밥도 잘 먹고, 밤에 잠도 잘 잡니다. 벌침 적응 훈련을 한 지가 한 달이 되니 저도 벌침 마니아가 다 되었네요."

"요즘 하루에 벌침 몇 마리 정도 즐기시는지요?"

"20 마리는 넘지 않고 있어요. 오늘은 18 마리 정도 맞았네요. 머리와 목 부위는 아내가 놔 줘야 하는데 꿀벌이 무섭다고 하여 아직 그렇게 할 수 없네요. 이 사람에게 벌침 강의 좀 해 주세요."

아내와 함께 벌침을 즐겨야 서로의 도움이 필요한 혈자리에 벌침을 즐길 수 있는데 그러지 못하니 아내에게 벌침 강의를 해 달라고 부탁을 했다.

"아줌마 왜 벌침을 무서워합니까, 이유나 들어 봅시다."

"남편이 벌침의 효능이 좋다고 하면서 하루는 오른쪽 팔이 아픈 곳에 벌침을 2방 놓더라고요. 그런데 너무 따가웠어요."

"아저씨가 벌침을 놓고 침을 늦게 뽑았나 보네요. 초보자는 벌침을 가능하면 빨리 뽑으라고 했는데. 아저씨가 벌독이 아깝다는 생각이 들어 한참 있다가 꿀벌의 침을 뽑았을 것입니다. 맞지요? 오늘 벌침을 어깨에 시범으로 2방 놓을 테니 벌침 맛을 느껴보세요. 따갑기는커녕 시원한 느낌일 테니까요."

"확실히 아저씨가 놓는 벌침 맛이 다르네요."

벌침 마니아가 되면 벌침을 놓고 몸에 박힌 꿀벌의 침을 늦게 뽑으려는 경향이 있다. 조금이라도 벌독을 더 섭취하고픈 욕심에서다. 하지만 초보자는 벌침을 빨리 뽑아야 된다. 아직 벌독에 적응이 안 된 상태이니 그렇다. 그리고 벌침을 놓고 침을 너무 늦게 뽑으면 조그마한 화농이 생기기도 하니 벌을 아까워하지 말고 빨리 뽑아버리는 것이 좋다. 벌독이 그리운 사람은 차라리 꿀벌의 마리수를 조금 늘리면 되겠다. 남편의 건강을 위해서라도 반드시 벌침 마니아가 되라고 충고를 해주니 그래야겠다고 대답을 했다.

벌침이야기
071

에이즈 환자

　에이즈(후천성면역결핍증)에 걸리면 무조건 죽는다는 것이 현실이다. 면역이 결핍되어 각종 바이러스나 세균으로부터의 공격을 배겨내지 못해서 그냥 죽는 것이다. 벌침을 즐기면 면역력이 강하게 된다. 벌독 성분은 페니실린의 1,000배 이상의 강력한 천연 항균물질이다. 신체에 이미 있거나 새로 침입하는 각종 바이러스나 세균을 벌독이 퇴치하는 것이 사실이다. 위장병이 있어 입에서 위산냄새가 나는 사람에게 벌침을 중완혈에 맞으라고 했었다. 아마도 위에서 활동하는 헬리코박터라는 박테리아가 벌독 성분 때문에 모두 죽었는지 더 이상 위산냄새가 나지 않는다고 했다. 찬 물을 마실 수 없도록 위장병이 심했는데 한 달 정도 벌침을 즐기니 이제는 어떤 음식을 섭취해도 별 탈이 없다고 했다. 술도 잘 마시지 못할 정도로(술을 마시면 올림) 위장이 나빴는데 이제는 술도 마신다고 기뻐하는 것이었다. 에이즈가 불치병이라고 하지만 만약 에이즈 환자가 벌침 마니아가 된다면 어떻게 될까? 나는 에이즈에 백약이 무효라고 한다면 밑져야 본전인 벌침을 무조건 즐기면 좋다고 믿는다. 벌침을 즐기면 면역력이 강하게 되니 에이즈가 치료가 불가능하다고 하지만 최소한 발병은 늦출 수 있겠다. 에이즈의 발병을 늦춰 다 늙어서 에이즈가 발병한다면 결국 에이즈는 극복된 것이라고 해도 무리가 아니다. 혹시 벌독이 에이즈 바이러스를 죽일 수 있는 것이 아닐까? 사람들은 사업을 할 때 성공할 확률이 조금만 있어도 최대한 노력을 한다. 하지만 사업보다 더 중요한 자신의 죽고 사는 문제에 대해서는 의외로 무관심한 것 같다. 신체가 망가지면 모든 것이 망가진다는 진리를 무시하고 그러는 것이다.

벌침이야기
072

간염

 간이 나쁜 사람들이 많다. 간에 A, B, C형 바이러스 감염으로 인한 것일 수도 있고 술을 너무 많이 마셔서 알코올성 지방간이나 기름 끼가 많은 음식을 먹고 운동을 하지 않아 비만으로 인한 지방간일 수도 있겠다. 술과 담배로 인한 간 기능 저하도 있지만 심한 스트레스로 인한 간장병이 더 위험할 수도 있다. 간염이나 지방간이 발전하면 간경화나 간암이 될 것이다. 간이 부실하면 얼굴이 누렇게 뜨고 눈동자가 희멀게지는 황달이 올 수도 있다. 벌침을 즐기면 피로한 것이 사라진다. 그리고 술을 먹은 다음날 숙취가 없다. 술을 평상시보다 더 많이 마셔도 취기가 약하게 느껴진다. 이런 현상들이 벌독이 간의 제독작용을 도와주는 것이다. 간에 바이러스가 감염되어 있더라도 벌독의 강력한 항균 능력으로 인하여 바이러스를 퇴치할 것이다. 벌침을 복부의 주요 혈자리와 하지의 태충혈, 곡지혈 등에 벌침을 즐기면 간이 좋아진다. 벌침이 간장에 좋다는 것은 글이나 말로써 보거나 듣는 것보다 본인 스스로 벌침을 즐기면 확실히 느낄 수 있을 것이다. 백 번 듣는 것보다 한 번 경험하는 것이 확실하다는 것이다. 술이나 담배를 입에 대지도 않는 사람도 지방간이나 간경화에 걸리는 것을 많이 보았다. 정신적 스트레스에 의한 간의 혹사 때문이다. 벌침을 즐기면 스트레스가 사라지니 정신적 스트레스에 시달리는 사람도 벌침을 즐기면 간장이 나빠지는 것을 예방할 수 있다.

벌침이야기
073

손발 저림

　손끝과 발끝 부위에 혈액순환 장애가 있는 경우 손발이 저리고 차다. 또한 그 부위에 면역력이 떨어지니 주부습진이 생기는 것이다. 벌침을 즐기면 이런 질환은 없어진다. 벌침이 혈액순환 개선 효과가 탁월하기 때문이다. 벌침이야기 속에 있는 벌침 적응 훈련을 하면 저절로 이런 질환은 사라질 것이다. 상지나 하지의 혈자리부터 적응 훈련을 한다.
　"아저씨, 손이 저리고 차요. 벌침 맞으면 좋아지나요?"
　"그럼요, 벌침을 배워 스스로 즐기면 그런 질환은 영원히 없어질 것입니다."

삼십대 말의 어떤 아줌마가 벌침을 배우고 싶다며 필자와 대화를 나눈 내용이다. 젊은 새댁이 팔을 많이 쓰는 집안일을 한 결과가 바로 손발 저림, 수족냉증, 주부습진이다. 팔에 상처가 나거나 뼈가 부러진 것이라면 가족들이 쉽게 아픈 것을 알고 일도 도와줄 것이지만 이런 질환들은 본인만 고통스러울 뿐 가족들에게 아프다고 말하기도 어렵다. 오죽 답답했으면 벌침을 배우려고 할까! 이런 사람들을 많이 보았다. 아프지만 아프다고 말을 못하고 사는 사람들이다. 혹시 꾀병이라고 오해할까봐서 감히 입에 담지도 못하는 며느리들이 많다는 것이다. 남편에게 가사일 도와달라고 일부러 그런다는 오해를 받기 싫어서 말을 하지 못하는 것이다. 그런 사람들도 이제 걱정하지 말고 벌침 마니아가 되면 모든 문제가 풀린다.

벌침이야기
074

얼굴 찡그리기

　벌침 적응 훈련을 시작한 지 한 달쯤 된 50대 아줌마를 만났다. 벌을 8마리 잡아와서 머리와 얼굴, 어깨, 허리 등에 벌침을 놓아달라고 찾아온 것이다. 스스로 즐길 수 없는 부위이니 부탁을 한 것이다. 벌침 적응 훈련을 마친 소감이 어떠냐고 물었다.

　"전에는 기관지 천식과 감기를 달고 살았는데 그것이 이상하게 없어졌네요. 중학교 때에는 이런 생각까지 했어요. 교사 직업은 할 수 없다는 생각을 말입니다. 너무 기관지가 나빠서 그런 생각을 했나봅니다."

　"벌침이야기 내용에 벌침을 즐기면 면역력이 강화되어 기관지 천식을 일으키는 바이러스나 감기 바이러스 정도는 퇴치가 가능하다고 했지요."

"그러네요. 그리고 충분히 숙면을 하지 못했는데 요즘은 숙면이 가능해졌네요. 깊게 잠을 잡니다. 주말부부인데 주말에 남편이 나에게 얼굴에 있는 내천(川)자가 사라졌다고 말을 하데요. 제가 생각해도 내 얼굴 표정이 밝아졌어요. 전에는 모든 일이 짜증스러웠지요. 제 몸이 아프니 그럴 수밖에요."

50대의 아줌마가 어린 아이처럼 즐거워하는 모습을 보면서 또 한 명의 벌침 마니아가 태어난 것을 기쁘게 생각했다.

"제가요, 처음에 가렵고 붓고 할 때는 정말로 힘들었어요. 고생 끝에 낙이 왔네요. 호호."

아줌마의 웃음소리가 아직도 귀에 선하다.

벌침이야기
075

벌침농법

오래 전에 옥상에 꿀벌 한 통을 구해서 벌침을 즐겼다. 주택가인 관계로 시에서 연중행사로 하는 해충 제거 약을 골목마다 쳤었다. 작은 트럭에 하얀 연기가 나오는 것 같은 분무기로 작업을 하곤 했다. 일부 아이들은 그 연기 같은 분무 약을 쫓아가며 휘발성 강한 냄새를 맡기도 했다. 요즘은 그런 해충 퇴치 방법이 별 효과가 없다는 결론을 내리곤 쓰지 않는다. 근본적으로 물구덩이에 있는 해충의 유충을 제거하는 방법으로 전략을 바꾸었다. 하얀 연기의 해충 제거 약을 뿌리던 날 벌통의 꿀벌이 모두 죽었다. 그렇게 독하지 않은 것 같은 해충 약에 꿀벌이 전멸한 것이다. 꿀벌은 살충제에 무척 약하다. 아주 약한 약에도 죽는 것이 꿀벌이다. 그만큼 오염되지 않았다는 것이다. 지금쯤 강원도 산골짜기에는 꿀벌통이 널려 있겠다. 청정지역으로 싸리꽃을 찾아 양봉하시는 분들이 찾아갔을 것이다. 십여 년 전까지만 해도 무농약, 유기농 제품을 구분하는 방법이 채소에 벌레 먹은 흔적이 있고 없고를 확인하는 것이었다. 벌레 먹은 흔적이 있는 채소는 농약을 하지 않았을 것이라는 나름대로의 논리로 소비자들은 대응했었다. 벌레 먹은 채소 잎으로 만든 요리를 먹는 것이 눈에 거슬리는 불편함이 있었다. 배추벌레나, 깻잎이나 고추 속에 들어있는 벌레를 함께 먹을 가능성도 있었다. 비닐하우스 농사가 보편화되면서 벌레 먹은 채소는 사라져갔다. 유기농 농사법도 마찬가지다. 화학비료를 사용하지 않는 것이 유기농인데 소비자들이 구분하기가 힘든 것이 현실이다. 소나 돼지 등의 가축을 기르면서 나오는 분뇨로 거름을 만들어 사용한다. 그런데 문제가 있다. 소나 돼지 등의 가축을 기르면서 화학 항생제를 먹인다면 그들의 분뇨 또한 100% 유기농 거름이라 할 수 없다. 분뇨에 화학 항생제의 성분이 잔존할 것이다. 거름에 화학 항생제가 들어 있다면 어찌 그것을 100% 유기농이라 할 수 있을까? 화학 항생제 오남용 때문에 의약분업을 하고 있다. 이 모든 것을 해결하는 방법은 꿀벌이다. 가축을 기르면서 꿀벌로 벌침을 사용한다면 화학 항생제의 위험을 제거할 수 있다. 그리고 꿀벌통이 있는 곳에서는 농약을 사용할 수 없다. 완전한 유기농 제품을 소비자들은 먹을 수 있을 것이다. 벌침으로 가축을 기르는 농가가 늘고 있다.

가축에게 있는 각종 질병을 예방할 수 있는 벌침을 사용하면 화학 항생제 값도 줄일 수 있다. 그러면서 사람도 벌침을 즐길 수 있으니 일석삼조가 아니겠는가? 앞으로는 유기농보다는 벌침농법이 유행할 것이다.

벌침이야기
076

무더위

벌침 마니아에 입문한 지 3달 정도 된 50대 초반의 사모님이 찾아왔다. 손에는 꿀벌을 3마리 잡은 잠자리채와 핀셋이 들려 있었다. 오른쪽 무릎관절과 저혈압, 피로감으로 벌침에 입문하여 벌침 마니아가 된 사모님이었다. 목감기를 달고 살았는데 그것이 사라졌다며 좋아하던 사모님이었다.

"아저씨, 벌침 좀 머리에 놓아주세요. 이 더운 여름에 밖에 나가기도 힘들어서 장롱 정리를 했어요. 무리하게 이불빨래도 하고 짐 정리도 하다 보니, 전신이 피로합니다. 날씨가 더워서 벌침도 여러 날 즐기지 못했고요."

"벌침 마니아가 되어 몸 상태가 좋아지니 무리를 했나 봅니다. 일 욕심을 부린 거지요."

"오죽하면 이 더운 날씨에 제가 꿀벌을 잡으러 나왔겠어요. 무궁화꽃에서 간신히 꿀벌 3마리 잡았어요. 통닭집 아저씨도 꿀벌을 잡고 있던데요. 일사병 걸릴까봐서 창이 넓은 모자도 쓰고, 목이 긴 티셔츠도 입고서 말입니다. 집 밖으로 한 발자국만 나가도 땀이 뻘뻘 흐르더군요."

"두 마리는 꿀벌이고 한 마리는 등에입니다. 날씨가 더우니 꿀벌로 착각을 했나 봅니다. 눈이 침침하다고요."

잡아온 꿀벌 두 마리로 앞머리의 신정혈과 뒷목 부위의 아문혈에 한 방씩 놓아주었다. 금방 눈이 맑아졌다며 이 맛에 벌침을 맞는다고 말을 했다.

"자식들에게 꿀벌 잡아달라고 하세요. 엄마가 좋다는데 설마 도와주지 않으려고요."

벌침이야기
077

냉정하게

벌침 마니아가 되기 위해서 벌침 적응 훈련을 하는 사람들에게서 많은 질문을 받는다. 질문의 종류는 다양하다. 그런 독자들에게 친절하지만 냉정하게 설명을 한다.

"가장 안전한 방법은 벌침을 맞지 않는 것입니다. 벌침을 맞지 않으면 아무렇지도 않을 것인데 벌침 마니아가 되기 위해서는 반드시 그런 과정을 밟아야 합니다. 그렇지만 벌침을 맞지 않는 것이 우선은 가장 안전하고 문제가 없어 보이지만 사실은 가장 위험한 생활방식입니다. 암, 고혈압, 중풍, 심장마비. 심근경색, 뇌출혈, 뇌졸중, 부인병, 전립선염, 치매, 오십견, 디스크, 건초염, 관절염, 신경통 등 누구에게나 발병할 수 있는 질병들이 언제 공격을 할지 모르기 때문입니다. 벌침에 적응하기 위하여 거치는 사소한 문제들에 대하여 과민 반응할 필요가 없습니다. 벌침 적응 초기에 가렵고, 붓고, 따갑고, 두드러기가 날 수 있고, 춥고 나른할 수도 있는 그런 문제는 아주 작은 문제랍니다. 당연한 것을 가지고 호들갑을 떨면 안 됩니다. 그런 반응을 명현반응이라고 합니다. 몸이 좋아지는 과정이라는 것이지요. 며칠 간 그런 과정을 거치면 다시는 그런 일이 없게 됩니다. 그럴 때 이렇게 생각하면 됩니다. 양봉하는 사람들은 꿀벌에 매일 쏘여도 왜 호들갑을 떨지 않을까? 많은 사람들이 벌침 마니아가 되어 벌침을 원 없이 즐기는데 나라고 그러지 말라는 법이 있을까?'

일부 사람들은 여기저기에 전화를 걸어 문의를 하기도 한다.

"벌침을 맞아서 가렵고 퉁퉁 붓는데 괜찮을까요?"

전화를 받은 사람이 벌침 마니아라면 이렇게 대답을 할 것이다. '그럴수록 벌침을 더 맞아서 빨리 벌침에 적응을 하는 것이 좋겠다고' 하지만 벌침에 이해관계를 가지고 있는 사람은 벌침 잘못 맞으면 큰일 난다고 대답을 할 것이다. 벌침을 일반인들이 꿀벌을 잡아서 직접 즐기게 되면 손해를 보는 사람일 것이다. 판단은 본인 몫이다. 이왕 벌침 마니아가 되기 위해 벌침 맞는 것을 시작했다면 끝을 보면 된다. 그 끝이라는 것은 오래지 않아 보일 것이다. 그리고 밝은 모습으로 필자에게 고마움을 느끼게 될 것이다. 천국 가기가 쉬운 것이 아니 듯이 벌침 마니아가 되려면 최소한의 통과의례는 거쳐야 한다.

그것이 세상일이다. 그 통과의례는 누구나 참을 수 있는 것이다. 하지만 벌침에 대한 이런 최소한의 상식도 없이 벌침 마니아가 되려는 사람들은 놀라서 도망칠 것이다. 죽는 줄 알고서, 쯧쯧.

벌침이야기
078

봉사활동

    종종 텔레비전 화면을 통해 볼 수 있는 오지 사람들의 모습을 보면서 이런 생각을 했었다. 벌침을 그들에게 보급을 하면 어떨까? 우리들의 어린 시절도 오지 사람들의 생활과 별로 차이가 없었다. 초가집에서 화장지도 없이 지푸라기나 비료포대, 헌책 등으로 뒤처리를 했고, 파리와 모기, 해충들과 늘 함께 해야만 했던 시절이었다. 회충과, 요충, 십이지장충, 촌충 등의 기생충도 우리들의 뱃속에 함께 했다. 콧구멍에서는 누런 코가 나왔다 들어갔다 왕복운동을 했으며 양쪽 팔소매는 콧물을 닦느라 반질반질하게 굳어진 상태였다. 영양이 충분치 않던 시절에 면역력이 없으니 당연한 것이었다. 얼굴엔 흰 버짐이 있고, 머리엔 기계충이 번졌으며, 피부엔 언제나 티눈과 사마귀가 옥수수 알 같이 있었다. 손톱과 발톱 밑은 언제나 까만 때가 끼여 있었고 그것을 입으로 물어뜯으며 어린 시절을 보냈던 것이 사실이다. 언제나 설사병이 있었고 홍역, 콜레라, 발진티푸스, 폐결핵, 간염, 황달, 감기 몸살, 천연두 등과 각종 염병(전염병을 염병이라고 함)이 사람들을 괴롭혔다. 어린 아이가 태어나면 곧바로 출생신고를 하지 않고 이삼 년 지난 후에 살아날 희망이 있을 때 비로소 호적에 올리기도 했다. 보릿고개, 송곳대, 칡뿌리, 강냉이죽, 나물죽, 호박범벅 등의 단어가 널리 쓰이던 시절이었다. 피부가 비교적 밝지 않은 사람들이 살고 있는 오지의 생활 형편도 마찬가지일 것이다. 영양 부족으로 인체의 면역력이 떨어져 모든 바이러스나 세균으로부터 공격을 받고 있을 것이다. 면역력이 약하니 에이즈 역시 그들에게 창궐하고 있다. 봉사활동을 간 사람들이 기념사진으로 찍어서 보내는 어린이들의 모습을 보면 기가 막힐 것 것만 같다. 몸은 바짝 말랐지만 배에 복수가 차서 전부 임신 8개월 이상 된 사람들, 눈 주위에 파리가 날아들지만 파리조차 쫓을 힘이 없어 그냥 놔두는 어린이들(겨우 눈만 깜빡거린다), 물이 귀해서 흙탕물을 그냥 마시는 사람들의 모습을 우리들은 텔레비전 뉴스나 잡지를 통하여 보고 있다. 그들에게 위생이니 영양이니 문화생활이니 하는 말은 사치품일 것이다. 필자는 그들에게 봉사활동 같은 것을 하려면 반드시 벌침을 가르쳐 주어야 한다고 주장한다. 먹는 음식으로부터 면역력을 유지할 수 없다면 벌침을 즐겨 면역력을 키워주자는 것이다. 그러면 그들에게 부족하지만 각종 질병의 발병을 없앨 수 있겠다. 더 이상 깡마른 사람들이 임신한 것처럼 배가 빵빵한 모습이 보이지 않았으면 한다. 그들이 행복하게 살 수 있는 세상이 기다려도 오지 않을 세상이라면 그들 나름대로 생활하는데 최소한의 도움을 줬으면 한다. 벌침은 문명권 사람들이나 비문명권 사람들이나 모두가 즐기기엔 안성맞춤이다. 가축에게도 벌침을 놔서 기르면서 하물며 사람들에게 벌침을 가르쳐 주지 않아서야 되겠는가? 오지 봉사활동을 떠나는 사람들은 반드시 벌침 마니아가 되어야 한다. 스스로 벌침을 배워야 그들에게 벌침을 가르쳐 줄 수 있을 것이다. 벌침은 벌침이야기만 있으면 누구나 쉽게 배울 수 있다.

벌침이야기
079

목디스크

    어릴 때 우리들은 '도리도리'를 많이 하며 자랐다. 요즘은 아이들이 갖고 놀 수 있는 장난감이 많아서 그것을 하는 경우가 적지만 예전에는 의례 '도리도리'가 아이들의 기본적인 운동이었다. 그런 습관 탓에 가끔씩 '도리도리' 연습을 하면서 살아왔다. 목을 빠르게 좌우로 회전시키는 것은 목운동도 되고 머리도 맑아져서 자주 했었다. 어느 날부터 목을 좌우로 돌리면 '사각사각' 소리가 귀에 들렸다. 상당한 스트레스였다. 마치 목뼈의 마디마디가 마찰을 하는 기분 나쁜 소리로 들렸기 때문이다. 목뼈의 마디 사이에 있는 연골이 닳아 딱딱한 뼈와 뼈가 서로 간섭을 하여 들리는 소리 같았다. 벌침을 목 부위의 천주혈과 아문혈, 풍부혈 등에 즐기니 목을 좌우로 회전시키는 운동을 해도 더 이상 '사각사각' 소리가 나지 않는다. 벌침을 맞으면 혈액순환이 왕성하게 되어 목뼈 마디 사이의 연골에 영양 공급이 원활하여 그런 결과가 있다. 목에서 '사각사각' 소리가 난다면 미리 벌침을 즐겨 목 디스크를 예방하면 좋겠다. 벌침은 공짜로 즐기는 것이니 관심만 가지면 된다.

벌침이야기
080

동의보감과 벌침

　허준의 동의보감은 우리나라의 보물이다. 마치 콜럼버스의 달걀처럼 아무나 할 수 있는 것을 누구도 하지 않은 것을 허준은 이루어 냈다. 그래서 위대한 것이다. 아픈 사람들의 고통을 덜어주기 위해서 일생을 바쳐 동의보감을 완성한 것이다. 그런 위대한 동의보감과 감히 비교할 수 없지만 벌침이야기는 나름대로의 역할을 할 것이다. 동의보감이 주로 일부 사람들의 전유물로 자리매김하고 있지만 벌침이야기는 일부 사람들보다는 보통사람들의 전유물이 될 것이다. 동의보감이 공부를 많이 한 사람들이 사용할 수 있는 비법이라면(학교 공부가 아니라 실습 등) 벌침이야기는 누구나 쉽게 즐길 수 있다. 동의보감이 수천 가지의 약재를 이용하는 비법이라면 벌침이야기는 오직 한 가지의 재료를 사용하는 것이다. 꿀벌 하나면 만사 해결이니 그렇다. 동의보감은 전문가를 위한 것이라면 벌침이야기는 비전문가를 위한 것이다. 벌침의 효능과 편리성, 경제성 등은 그 어떤 것보다도 비교우위이다. 먼 훗날 사람들은 마치 밥을 먹듯이 벌침을 즐길 것이라고 확신한다. 인간의 신체 구조가 현재와 같은 상태로 존재하고, 꿀벌이 멸종되지 않는다면 말이다. 왜냐하면 인간에게 이로우니까, 공기와 같이 없으면 죽지만 사람들이 공기의 위대함을 모르듯이 벌침도 아마 공기와 같은 자리를 지킬 것이다.

벌침이야기
081

드디어 거시기에 벌침을

60대 중반의 할아버지에게 벌침을 가르쳐 주었다. 할아버지는 벌침을 적극적으로 배웠다.

"할아버지, 벌침을 처음 접하는 사람들은 모두 무섭다고 하던데, 어째서 할아버지는 벌침을 하나도 무섭게 대하지 않나요?"

"벌침이 자연 물질이라서 그렇습니다. 꿀벌이 만들어 놓은 꿀, 로얄제리, 프로폴리스 등이 인간에게 해로운 것이 하나도 없잖습니까? 모두 인간에게 이로움을 주는 것인데 벌침 또한 살아있는 꿀벌을 이용하여 벌독을 몸에 섭취하는 것이잖아요. 이렇게 생각을 하니 벌침 역시 몸에 이로울 것이라는 확신이 가더라고요. 그리고 많은 사람들이 벌침이 몸에 이롭다며 스스로 즐기고 있잖아요. 사람들이 벌침이 몸에 좋지 않다면 잠자리채 만들어 꿀벌을 잡아 벌침을 즐기겠습니까? 누가 시키는 것도 아닌데 말이에요."

"그렇군요."

"성기에 벌침을 즐기니까 거시기가 너무 스멀거려서 신경이 쓰입니다. 거시기도 커졌지만 발기가 자주 일어나더라고요. 며칠 전 새벽에는 40년 만에 처음으로 마스터베이션을 했습니다. 머리가 희끗희끗 변한 내가 그것을 할 수밖에 없었지요."

"아니, 할머니와 함께 부부관계를 하시면 될 것이잖아요."

"잠자리에 들기 전에 그렇게 하고 잤습니다. 새벽에 또 그러면 아내가 너무 피곤하다고 할까봐서, 마스터베이션을 했습니다."

"벌침을 스스로 즐기시니 놀라운 일들이 많이 있지요? 벌침 즐기기 전에는 꿈에도 생각하지 못한 것들이지요. 하지만 너무 좋다고 거시기에 벌침을 과하게 즐기시면 곤란합니다. 뭐든지 적당히 자신의 능력에 맞춰야 탈이 나지 않을 것입니다. 술을 과하게 마시면 발기가 곤란하듯이 벌침을 너무 과하게 즐겨도 오히려 발기가 잘 이루어지지 않을 수도 있습니다. 사람마다 주량이 다르듯이 벌침 용량도 사람마다 차이가 있습니다. 그러니 벌침을 욕심 부리지 마시고 즐겨야 좋은 것입니다. 벌침을 과하게 맞아 발기가 곤란하면 벌침을 몇 주간 중단하시고 사우나도 즐기면서 폐독을 발산하면 됩니다. 그것보다는 미리부터 벌침을 욕심 부리지 않고 즐기는 것이 최선이랍니다."

할아버지가 총각 때 마스터베이션을 경험하고 40년 만에 처음으로 그것을 했다고 털어 놓았다.

벌침이야기
082

순작용과 부작용

장염이 심하여 장출혈이 있다는 중년 남성과 대화를 나누었었다.

"아저씨, 벌침을 배워 벌침 마니아가 되세요. 벌침은 공짜이니까 밑질 일도 없고 손해 볼 것도 없습니다. 망설이지 마시고 그냥 취미로 벌침 마니아가 되시면 됩니다. 벌독은 아주 강력한 천연항균 물질이라서 염증 유발 균 같은 것을 분명히 죽일 것입니다. 페니실린의 1,000배 이상의 항균 능력을 갖고 있으니까요."

이런 말을 해주었었는데, 그 남자가 오늘 찾아왔다.

"꿀벌을 잠자리채로 잡았는데 자꾸 죽어서요."

"눈깔사탕을 넣어 줘야 굶어 죽지 않을 것입니다. 그래 벌침을 맞고 있나요?"

"아니요, 오늘 처음으로 꿀벌을 잡았네요. 얼마 전 벌침에 대한 방송을 텔레비전에서 봤습니다. 장염이 재발되어서 병원에서 약을 타다 먹고 있어요. 아주 독한 약이라고 합니다. 그래서 벌침을 이제 맞아보려고 합니다. 물론 병원 치료도 받으면서요."

"벌침이 좋다는 말을 듣고서 벌침에 대한 사전 지식이 없이 그냥 막무가내로 벌침을 맞으려는 분들이 있더라고요. 어리석은 행동입니다. 벌침을 즐기시려면 벌침에 대한 지식을 어느 정도 습득한 후에 절차에 따라 벌침 적응 훈련을 하여 신체를 벌독에 완전히 적응시켜야 됩니다. 벌침 적응 훈련을 하지 않고 벌침을 맞다가 퉁퉁 붓고 가려우면 벌침 부작용이라며 자신은 벌침이 맞지 않는 체질이라고 단정을 하고 죽을 때까지 벌침을 즐기질 않는 분들이 있더라고요. 당연한 신체 반응(명현반응)을 벌침에 대한 지식이 없으니 부작용이라고 하니 기가 막힐 일입니다. 그것이 순작용이고 아무런 반응이 없는 것이 부작용입니다. 일부 불순한 의도를 가진 이들이 '벌침 잘못 맞으면 큰일 난다' 는 말장난을 하고 있습니다. 뭐든지 잘못하면 큰일 납니다. 벌침 초기에 오는 명현반응을 '큰일' 이라고 그러는 것이죠. 민초들은 그 말을 믿고 있습니다. 그런 민초들을 볼 때 불쌍하다는 생각이 들어요. 그리고 벌침에 대하여 0.001%라도 의심이 있는 사람이면 벌침을 맞지 말아야 합니다. 그런 사람들이 벌침 한두 번 맞고 큰일 난 줄 알고 호들갑을 떨고 난리를 피웁니다. 무식의 극치를 나타내는 줄도 모르고 말입니다. 벌침 마니아가 되려면 벌침에 대한 사전 지식을 습득하고 무조건 벌침을 믿어야 가능합니다. 혹시나 하는 사고의 소유자라면 벌침 마니아에 도전하지 마십시오. 꿀벌이 아까우니까요. 인류역사와 함께 했을 양봉인들이 무병장수하는 것을 보면 벌침만큼 안전하고 효과적인 것은 없습니다."

 중년의 남성은 텔레비전에서 벌침 좋다는 말을 듣고서 나를 찾아온 것이다. 몇 달 전에 벌침 즐기라고 내가 말할 때는 별다른 반응이 없더니, 텔레비전의 힘이 세기는 세다. 괜히 씁쓸한 생각이 들었다.

벌침이야기
083

뭐든 싱싱해야

"겨울철에 꿀벌을 어떻게 확보하여 벌침을 즐기고 있나요?"
"인터넷 등에서 판매하고 있는 꿀벌을 사서 맞고 있습니다."
"꿀벌 통을 통풍이 잘 되는 곳에 놓고 맞아야 합니다. 꿀벌은 벌통에 살 때 벌통 안으로 바이러스, 잡균 등이 침입하지 못하도록 프로폴리스라는 물질을 출입구 같은 곳에 발라 놓습니다. 식물의 항균성분액(송진 같은 것)과 꿀벌의 타액을 반응시켜 프로폴리스를 만든다고 합니다. 프로폴리스 같은 물질로 자신들의 안식처를 방어하고 있으니 좁은 꿀벌 통 속에 만여 마리 이상이 집단생활을 해도 전염병같은 것이 돌지 않는 것입니다. 그런데 꿀벌을 너무 오래도록 밖으로

못 나가게 가두어 놓으면 꿀벌들이 밖으로 나가서 식물의 항균성분 액 같은 것을 접할 수 없기 때문에 프로폴리스 같은 물질을 만들 수 가 없습니다. 그러면 집단 생활을 하는 꿀벌 통(곤충 채집용 플라스 틱 통)에 공기 중의 바이러스나 잡균이 침입하여 꿀벌들이 오염될 수 있습니다. 살아 있는 꿀벌이지만 자연에서 자유스럽게 날아다니는 꿀벌과는 신선도가 차이가 날 것입니다. 꿀벌을 구입하여 벌침을 즐 길 때 주의할 점이 바로 너무 오래 가두어 놓은 꿀벌은 가급적 피하 는 것이 좋은 이유입니다. 통신판매로 구입하는 꿀벌 통에 일정량의 꿀벌 마리수가 들어있는 데 초보자가 벌침을 많이 맞을 수 없으므로 오래 두고 맞는 경우가 있습니다. 그렇기 때문에 초보자가 벌침 적응 훈련을 하는 단계에서는 잠자리채 만들어 벌침 적응 훈련을 하는 것 이 좋습니다. 아니면 이웃 사람들과 함께 훈련을 하는 것도 좋습니 다. 벌침을 싱싱하게 살아있는 꿀벌로 즐겨야 하는 이유가 있습니다. 벌침은 피부에 직접 벌독을 주입시키는 것이기 때문에 필터가 없이 바로 모세혈관에 벌독이 주입되는 시스템입니다. 입으로 먹는 벌독 이라면 약간 상한 벌독이라도 위(위산)나 간에서 필터링을 해주니까 큰 무리가 없겠으나, 벌침은 모세혈관에 직접 주사하는 것과 같기 때 문에 신선하면 신선할수록 좋을 것입니다. 싱싱 살아 있는 꿀벌로 벌 침을 즐기는 방법은 잠자리채 만들어서 직접 잡아서 맞으면 됩니다. 그리고 깊은 산 속 같은 곳에 있는 꿀벌을 잡아서 벌침을 즐길 때 주 의할 점이 있습니다. 옻나무꽃에 앉아 있는 꿀벌을 잡아서 맞으면 옻을 잘 타는 사람은 옻이 오를 수 있습니다. 깊은 산 속에는 옻나무꽃이 많이 있으니 옻을 잘 타는 사람은 그런 장소에서는 가급적 벌침을 삼가는 것이 좋습니다."

자연에 자유스럽게 날아다니는 꿀벌을 잠자리채로 잡아서 벌침 즐기는 것이 가장 신선한 독을 섭취하는 방법이다. 곤충 채집용 플라스틱 통 같은 곳에 너무 오래 가두어 놓거나 죽은 꿀벌로 벌침을 맞는 것은 위생상 좋지 않다. 벌침은 입으로 먹는 것이 아니라 모세혈관에 직접 벌독을 주입하는 것이기 때문에 그 어느 것보다도 싱싱해야 좋은 것이다. 바닷가에서 먹는 횟감이 맛있고 안전한 것처럼 벌침도 자연산 꿀벌로 즐기는 것이 가장 안전하고 맛이 있다. 수조에 너무 오래 가두어 놓거나 스트레스를 많이 받은 활어로 먹는 회는 찝찝할 뿐이다. 살아있다고 다 똑같은 것은 아니다.

2부

벌침 실전

1 벌침 맞을 때 주의사항

1) 벌침에 신체가 완전히 적응할 때까지 욕심을 내서는 안 된다.

2) 벌침은 마음먹기에 따라 적응이 쉽게 되므로 긍정적인 생각을 하면서 맞는다.

3) 단기간에 모든 것을 해결하려는 마음을 버리고 느긋하게 벌침을 즐긴다.

4) 벌침 적응 요령(성기 포함)에 있는 벌침 숫자를 반드시 지키고 벌침 맞는 기간도 지켜야 한다. 적게 맞는 것과 늦게 맞는 것은 가능하나 앞당겨 맞거나 벌침 마릿수를 늘리면 안 된다.

5) 몸 상태가 좋지 않을 때(감기, 심한 피로)는 벌침을 삼간다.

6) 벌침을 맞으면서 가끔 사우나를 즐겨 폐독을 배출하면 좋다.

7) 성기에 벌침 맞을 때 귀두에 맞으면 안 된다.

8) 함부로 타인에게 벌침을 놓아서는 안 된다. 벌침을 완전히 익힌 다음 자신의 성기에 1회에 벌침 30방 정도 놓을 수 있으면 가능하다. (충분히 벌침을 이해한 후에 가능함)

9) 벌침을 맞을 때 꿀벌의 침을 뽑아내는 시간을 조절하여 신체에 주입되는 벌독량을 조절할 수 있으나, 초보자는 무조건 빨리(놓자마자) 침을 뽑아내야 한다. 특히 성기에 벌침을 맞고 침을 뽑을 때는 핀셋을 이용하여 완전히 뽑아야 한다. 그렇지 않으면 신체에 꿀벌의 침이 깊게 박혔다가 뽑아낸 곳에 좁쌀만 한 화농이 생길 수 있다. 지저분한 손으로 만지지 말고 화농 부위를 탈지면으로 소독을 해주면 좋다. 핀셋도 함께 소독을 해서 사용한다.

10) 사람마다 정도의 차이는 있으나 알레르기성 체질인 사람은 벌침에 적응하기까지 아주 약하게 벌침을 맞는다. 무조건 알레르기성 체질이라고 여기고 서서히 약하게 벌독에 적응해가는 것이 좋다.

11) 꿀벌을 잡아 보관할 때는 눈깔사탕 몇 개 넣어주고 통풍이 잘 되는 곳에 둔다.

12) 벌침은 반드시 꿀벌(양봉)로 즐겨야 한다.

13) 임산부와 중환자는 벌침을 금한다.(쇼크예방)

14) 벌침을 맞으면 금방 기분이 좋아지고 통증이 완화되는 효과를 볼 수 있지만, 완전히 치료될 때까지 벌침을 꾸준히 맞아야 한다.

15) 60대 이상 노약자나 환자들은 정상인의 절반 이하로 벌침을 즐긴다. 60대 이상 남자는 성기에 벌침 맞는 것을 삼간다. 젊어서 벌침을 배운 사람은 맞아도 된다.

2 벌침용 주요 혈자리

　벌침은 침술효과보다는 주사효과가 대부분이므로 혈자리의 노예가 되어서는 안 된다. 벌독이 작용하는 부위가 상당히 넓으므로 혈자리를 갖고 왈가왈부하는 어리석음을 가져서도 안 되는 것이다. 다만, 여기에 소개하는 혈자리는 신체의 핵심 혈자리로 반드시 벌침을 자주 즐겨 신체의 기를 순환시켜 면역력을 강화하여 만병의 발병을 막아야 한다.

상지의 주요 혈자리

　상지(팔)의 혈자리를 찾는 기준은 먼저 합곡혈을 찾아서 양계혈과 신문혈을 찾으면 편리하다. 그런 다음 팔을 구부려서 팔꿈치 부위에 생기는 주름을 기준하여 곡지혈을 확인하고 수삼리혈, 주료혈, 천정혈 등을 찾으면 편리하다.

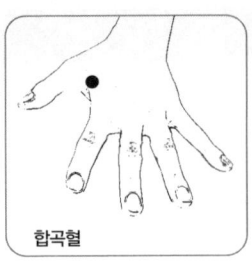

1) 합곡혈

엄지손가락과 검지 사이를 눌렀을 때 압통이 강하게 느껴지는 부위로 엄지손가락과 검지를 서로 붙였을 때 손등의 두 손가락 사이 주름이 팔목 쪽으로 끝나는 부근

소화불량, 편두통, 안면마비, 비염, 치통, 어깨결림, 안구충혈, 스트레스, 폐질환, 혈액순환 장애, 기순환

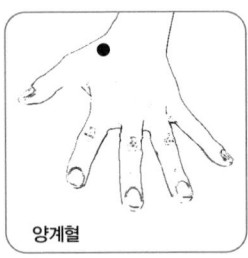

2) 양계혈

합곡혈에서 팔목 쪽으로 3cm 정도 떨어진 부위로 엄지손가락을 세웠을 때 오목하게 들어가는 부위

두통, 치통, 손목관절염, 숙취, 혈액순환 장애, 류머티스

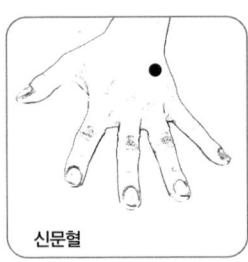

3) 신문혈

양계혈과 대칭되는 부위로 양계혈에서 팔목 관절 둘레를 기준하여 가장 먼 곳

두통, 치통, 혈액순환 장애, 팔목관절염, 류머티스

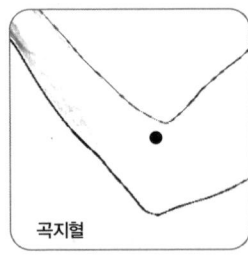

4) 곡지혈

팔의 바깥쪽 방향 기준하여 팔꿈치를 세웠을 때 생기는 주름의 끝에서 팔 안쪽으로 1cm 정도 들어간 부위

고혈압, 두통, 두드러기, 심장마비, 피부병, 반신불수, 염증, 팔꿈치관절염

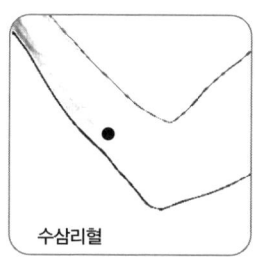

5) 수삼리혈

곡지혈에서 손끝 쪽으로 5cm 정도 떨어진 부위

중풍, 감기, 고혈압, 어깨결림, 두통, 반신불수, 혈액순환 장애, 스트레스

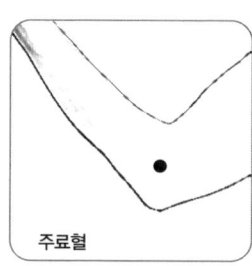

6) 주료혈

팔을 굽혔을 때 곡지혈에서 바깥쪽으로 3cm 정도 떨어진 부위

팔의 통증, 팔꿈치관절염, 류머티스

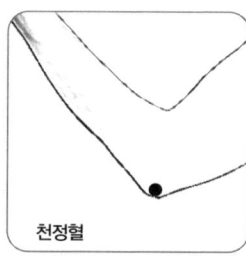

7) 천정혈

팔을 굽혔을 때 맨 바깥쪽을 눌러 오목하게 들어가는 부근으로 팔꿈치의 가장 바깥 부위

팔꿈치관절염, 혈액순환 장애, 류머티스

하지의 주요 혈자리

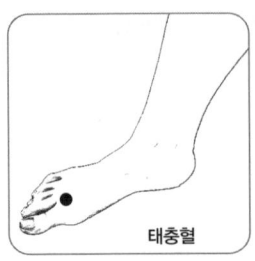

1) 태충혈

엄지발가락과 둘째 발가락 사이에 위치하는 곳으로 두 발가락이 만나는 곳에서 발등쪽으로 3cm 정도 떨어진 부위. 상지의 합곡혈과 함께 '사관'이라 함.

간질환, 어지럼증, 인후통, 두통, 기순환, 혈액순환 장애

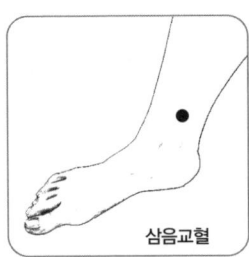

2) 삼음교혈

발목 안쪽의 복사뼈에서 위로 4cm 정도 떨어진 부위

남성 생식기 질환, 부인과 질환, 자궁내막염, 냉대하, 발이 찰 때, 생리불순, 혈액순환 장애, 류머티스

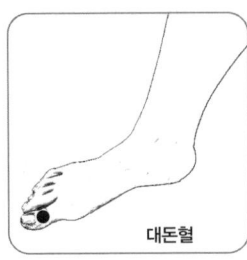

3) 대돈혈

엄지발가락에 털이 난 부위

숙취, 관절염, 당뇨, 혈액순환 장애

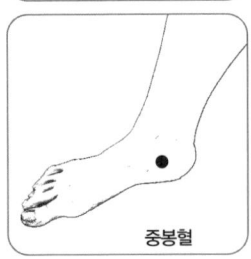

4) 중봉혈

발목 안쪽 복사뼈 아래 3cm 정도 떨어진 부위

관절염, 발목 삔 경우, 혈액순환 장애

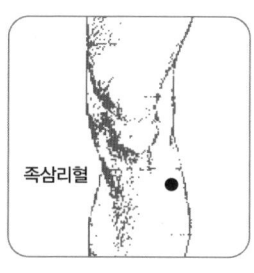

5) 족삼리혈
상지의 수삼리혈과 비슷한 혈자리로 무릎 슬개골(종지뼈)을 손가락을 쫙 펴서 손바닥으로 감쌀 때 가운데 손가락이 끝나는 부위임. 상지의 수삼리혈, 합곡혈과 다리의 족삼리혈, 태충혈을 가리켜 '8관' 이라 함.

무병장수, 면역력 증강, 피로회복, 중풍, 신경쇠약, 좌골신경통, 무릎관절염

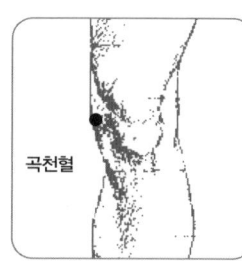

6) 곡천혈
무릎을 굽혔을 때 무릎 안쪽에 생기는 주름의 끝 부위

전립선염, 무릎관절염, 혈액순환 장애

복부의 주요 혈자리

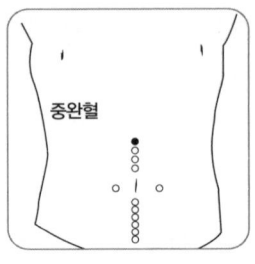

1) 중완혈

배꼽 위로 12cm 정도 떨어진 부위

위장병 질환의 주요 혈자리로 위궤양, 구토, 설사, 식욕부진

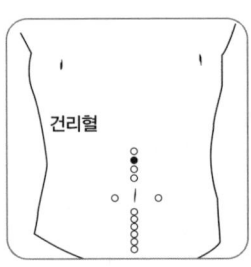

2) 건리혈

중완혈에서 아래로 3cm 정도 떨어진 부위

급만성 위염, 위궤양, 소화불량

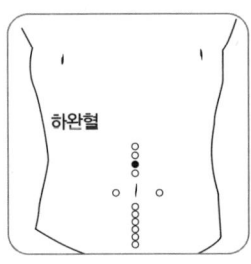

3) 하완혈

건리혈에서 아래로 3cm 정도 떨어진 부위

급만성 위장병, 위통, 위궤양, 소화불량

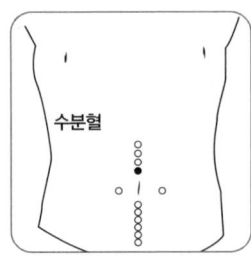

4) 수분혈

하완혈에서 아래로 3cm 정도 떨어진 부위

만성 위장병, 위통, 남녀 생식기 질환, 소화불량

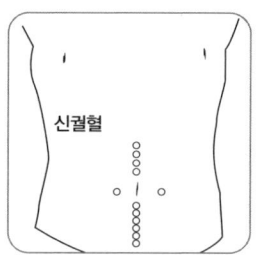

5) 신궐혈

배꼽(직접 복막에 연결되므로 침을 놓는 것은 금물). 벌침은 배꼽에서 1cm 이상 떨어진 부위에 십자형으로 놓을 수 있음.

복부팽창, 급만성 장염, 장협착

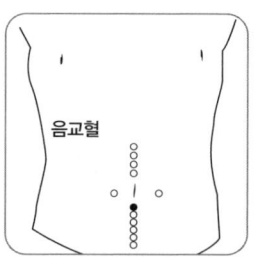

6) 음교혈

배꼽과 음모가 있는 부위를 일직선으로 그어 5등분 했을 때 배꼽에서 아래로 1/5되는 부위

생리불순, 대하, 혈액순환 장애

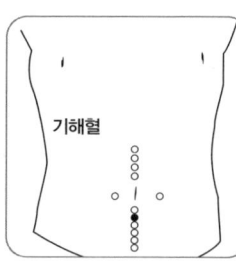

7) 기해혈

음교혈 아래로 1cm 정도 되는 부위

신경쇠약, 히스테리, 울화병, 비뇨생식기 질환, 신경과민

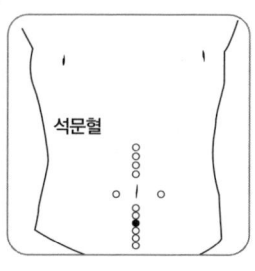

8) 석문혈

기해혈에서 아래로 2cm 정도 떨어진 부위

소화기 질환, 맹장염, 무월경, 부인과 질환, 비뇨생식기 질환

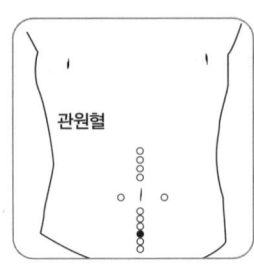

9) 관원혈

단전. 석문혈 아래로 3cm 정도 떨어진 부위로 원기를 보호하는 혈자리로 '정력 혈자리' 라고 함

비만, 신장질환, 복통, 설사, 이질, 폐경, 생리불순, 정력증강, 자궁염, 류머티스

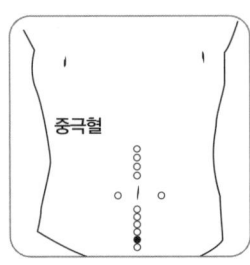

10) 중극혈

관원혈에서 아래로 3cm 정도 떨어진 부위

소변불통, 요실금, 요도염, 전립선염, 좌골신경통, 대하, 불임, 복부비만

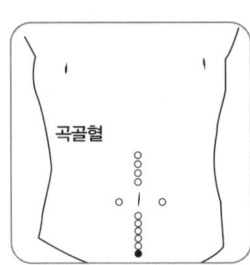

11) 곡골혈

중극혈에서 아래로 3cm 정도 떨어진 부위

방광마비, 고환염, 자궁내막염, 배뇨장애

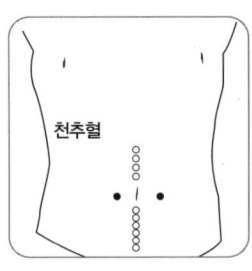

12) 천추혈

배꼽에서 좌우 양방향으로 5cm 정도 떨어진 부위

대장질환, 변비, 복통, 장염

머리의 주요 혈자리

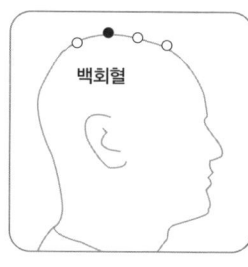

1) 백회혈

신체 내의 여러 혈이 모이는 혈자리(100가지 혈이 모인다는 의미). 양쪽 귀에서 올라가는 선과 양미간 사이에서 올라가는 선이 만나는 머리의 중심 부위

두통, 어지럼증, 고혈압, 쇼크, 불면증, 중풍, 스트레스, 숙취, 혈액순환 장애

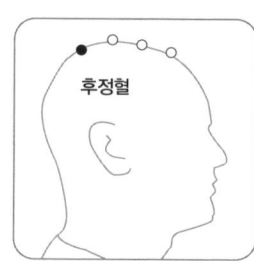

2) 후정혈

정수리. 백회혈 뒤로 3cm 정도 떨어진 부위. 전정혈과 서로 대응

편두통, 감기, 불면증, 탈모

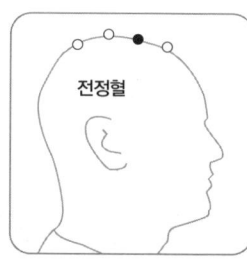

3) 전정혈

신회혈 후방으로 3cm 정도 떨어진 부위

두통, 스트레스, 어지러움, 탈모

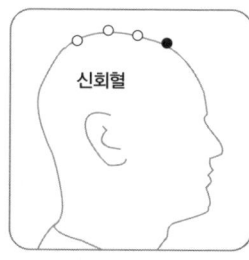

4) 신회혈

영아 시기에 연골이 움직이는 부위

비염, 만성두통, 어지러움

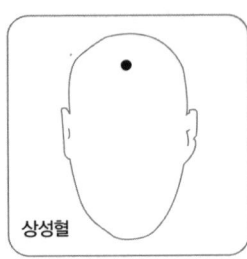

5) 상성혈

앞이마의 가운데 머리카락이 시작되는 부위에서 2cm 정도 들어간 곳

비염, 안구통, 두통

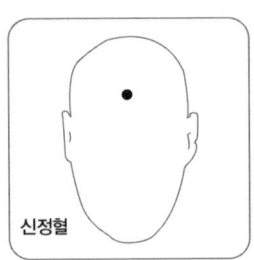

6) 신정혈

앞이마의 가운데 머리카락이 시작되는 부위

비염, 눈 침침, 정신과 질환, 두통, 어지러움, 탈모

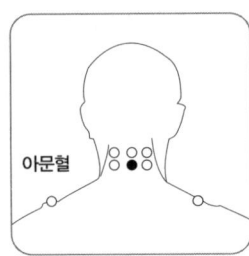

7) 아문혈

뒷목 중앙의 움푹 들어간 곳으로 머리카락이 나기 시작한 부위

기관지 천식, 목디스크, 혈액순환 장애, 스트레스

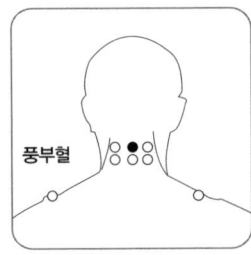

8) 풍부혈

아문혈 위로 3cm 정도 떨어진 부위로 머리와 목이 만나는 곳

만성두통, 탈모, 스트레스, 중풍

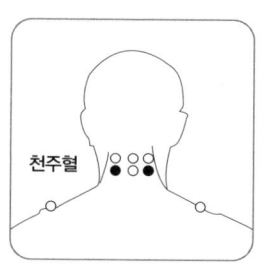

9) 천주혈

아문혈에서 좌우로 3cm정도 떨어진 곳으로 머리카락이 나기 시작한 경계에 위치함

두통, 탈모, 스트레스, 천식, 혈액순환 장애, 비만, 뇌의 노화방지, 중풍

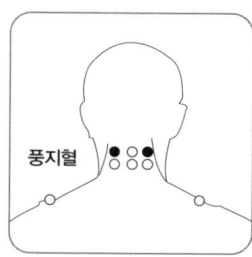

10) 풍지혈

천주혈에서 머리 위쪽으로 2cm 정도 떨어진 부위

중풍, 스트레스, 혈액순환 장애, 탈모

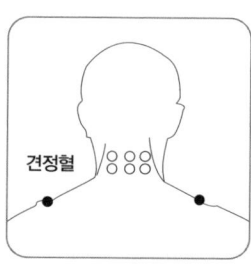

11) 견정혈

어깨선에서 중간 부위의 움푹 들어간 곳

어깨결림, 혈액순환 장애, 오십견, 어깨관절염

기타 벌침 맞는 곳

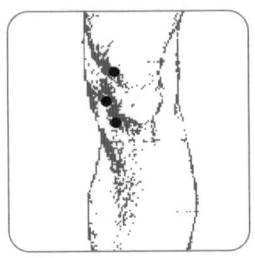

1) 무릎관절염
슬개골(종지뼈) 주위의 환부에 직침

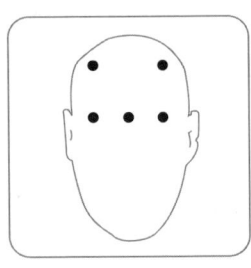

2) 탈모
탈모가 발생하는 부위를 손가락으로 눌렀을 때 움푹 들어가는 곳에 직침

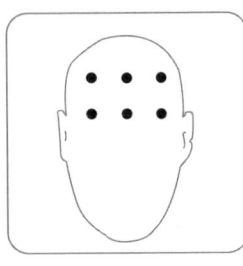

3) 이마
머리카락과 얼굴의 경계 부위를 좌우 대칭으로 직침하면 이마가 벗겨지는 것을 예방

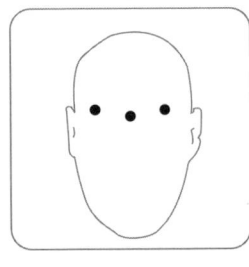

4) 얼굴
이마 한 가운데와 관자놀이의 머리카락 경계선 그리고 주름살 있는 부위

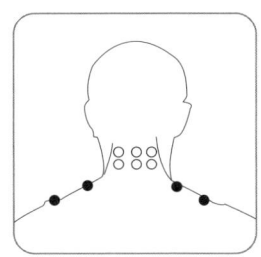

5) 어깨
검지로 세게 눌러서 압통을 느끼는 부위

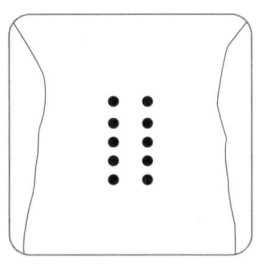

6) 허리
압통을 느끼는 부위를 좌우 대칭으로 벌침을 놓는다. 허리디스크와 요통을 예방하며 신경이 지나가는 아주 중요한 길목이므로 수시로 벌침을 즐긴다.

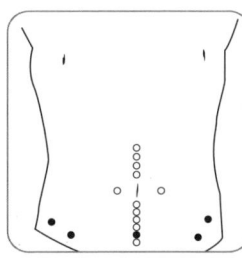

7) 비만
복부비만인 경우 아랫배의 주요 혈자리와 지방이 많은 부위에 벌침을 집중하여 놓고, 아울러 머리의 주요 혈자리에도 벌침을 즐긴다. 벌침 마니아가 되어 생활하면 살이 저절로 빠진다.

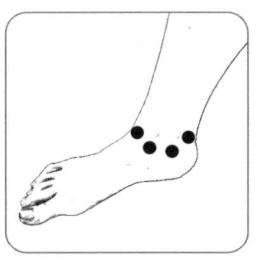

8) 삔 곳, 류머티스
환부에 직침한다.

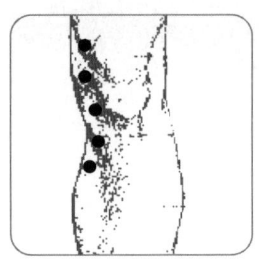

9) 정맥류
환부, 족삼리혈, 삼음교혈

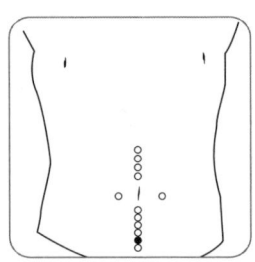

10) 좌골신경통
중극혈과 환부에 직침

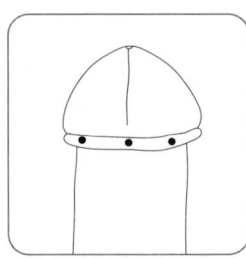

11) 성기
전립선염, 요도염, 내장기능 개선, 신장염, 방광염, 성기보정

3 벌침 입문

　벌침을 취미생활처럼 즐기려면 먼저 자신의 몸을 벌침에 적응시켜야 한다. 사람은 누구나 벌독 알레르기가 있다. 사람마다 정도의 차이는 있지만 아주 조금씩 약하게 벌독을 신체에 주입시켜 면역력을 키우면 벌독 알레르기는 극복된다. 처음부터 욕심내지 말고 절차에 따라 벌침을 맞으면서 벌독에 적응이 된다면 한평생을 아프지 않고 즐겁게 살 수 있을 것이다.

벌침 적응 요령

벌침 적응 훈련 중에는 무조건 벌침을 놓고 빨리(놓자마자) 침을 뽑아야 한다.

1) 첫째 날

- 꿀벌을 잡아 다리의 족삼리혈(좌, 우)에 벌침을 두 방 놓는다. 처음이므로 침을 빨리(놓자마자) 뽑는다.

- 족삼리혈에 벌침 맞고 십여 분 지나서 팔의 수삼리혈(좌, 우)에 벌침을 두 방 놓는다. 침을 빨리(놓자마자) 뽑는다.

- 저혈압이거나 알레르기가 심한 사람, 노약자는 다리의 족삼리혈(좌, 우)에 벌침을 두 방만 놓는다. (정상인의 절반, 침을 놓자마자 뽑는다)

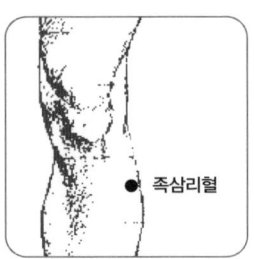
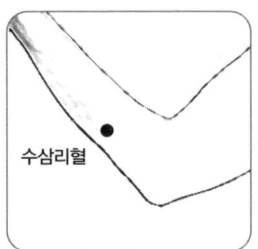

■ **몸 상태를 살펴본다**

벌침 맞은 부위가 심하게 부어오를 수도 있고 가렵고 나른한 기분이 들수도 있다. 벌독에 적응되는 과정이니 크게 걱정할 필요가 없다. 많이 가렵고 후끈거릴 때면 찬 물수건으로 식히면 된다. 두드러기가 심하게 날 수도 있으나 시간이 30여 분 지나면 저절로 사라진다.

2) 둘째 날

● 첫째 날 벌침 맞고 48시간 정도 지나서 발등의 태충혈(좌, 우)에 벌침을 두 방 놓는다. 역시 침을 빨리(놓자마자) 뽑는다.

● 태충혈에 벌침 맞고 십여 분 지나서 팔의 합곡혈(좌, 우)에 벌침을 두 방 놓는다. 침을 빨리(놓자마자) 뽑는다.

● 저혈압이거나 알레르기가 심한 사람, 노약자는 팔의 수삼리혈(좌, 우)에 벌침을 두 방만 놓는다. (정상인의 절반, 침을 놓자마자 뽑는다)

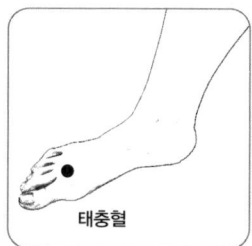
태충혈

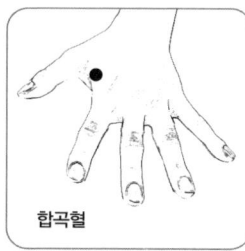
합곡혈

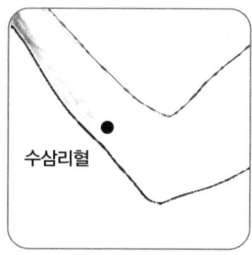
수삼리혈

■ 몸 상태를 살펴본다

벌침 맞은 부위가 붓고 가려울 수 있으나 크게 걱정하지 않아도 된다. 밤에 자면서도 가려울 수 있다. 많이 가렵고 후끈거릴 때면 찬 물수건으로 식히면 된다. 두드러기가 심하게 날 수도 있으나 시간이 30여 분 지나면 저절로 사라진다. 태충혈과 합곡혈은 벌침 맞고 하루 정도 지나서 많이 부어오를 수 있으므로 다음날 외출이 없는 날에 맞으면 좋다.

3) 셋째 날

- 둘째 날 벌침 맞고 48시간 정도 지나서 다리의 삼음교혈(좌, 우)에 벌침을 두 방 놓는다. 역시 침을 빨리(놓자마자) 뽑는다.

- 삼음교혈에 벌침 맞고 십여 분 지나서 복부의 관원혈에 벌침을 한 방 놓는다. 침을 빨리(놓자마자) 뽑는다.

- 관원혈에 벌침 맞고 십여 분 지나서 복부의 천추혈(좌, 우)에 벌침을 두 방 놓는다. 침을 빨리(놓자마자) 뽑는다.

- 저혈압이거나 알레르기가 심한 사람, 노약자는 발등의 태충혈(좌, 우)에 벌침을 두 방만 놓는다. (정상인의 절반, 침을 놓자마자 뽑는다)

■ **몸 상태를 살펴본다**

서서히 벌침에 자신이 적응되어 가는 것을 느낄 수 있다. 복부의 관원혈과 천추혈 부위가 밤에 특히 가려울 수 있다. 가려운 것은 시간이 약이니 참고 기다리면 가라앉는다.

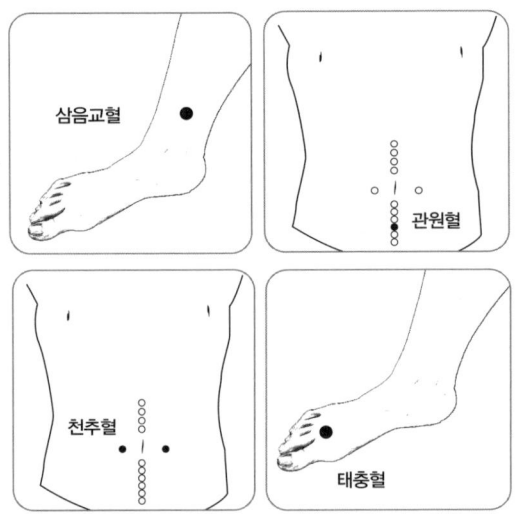

4) 넷째 날

● 셋째 날 벌침 맞고 48시간 정도 지나서 다리의 족삼리혈(좌, 우)과 팔의 수삼리혈(좌, 우)에 벌침을 각각 두 방씩 놓는다. 침을 빨리(놓자마자) 뽑는다.

● 복부의 중극혈에 벌침을 한 방 놓는다. 침을 빨리(놓자마자) 뽑는다.

● 복부의 중완혈에 벌침을 한 방 놓는다. 침을 빨리(놓자마자) 뽑는다.

● 저혈압이거나 알레르기가 심한 사람, 노약자는 손등의 합곡혈(좌, 우)에 벌침을 두 방 놓고, 복부의 관원혈에 벌침을 한 방 놓는다. (정상인의 절반, 침을 놓자마자 뽑는다)

■ 몸 상태를 살펴본다
가려움이 많이 약해지고 있는 것을 느낄 수 있다.

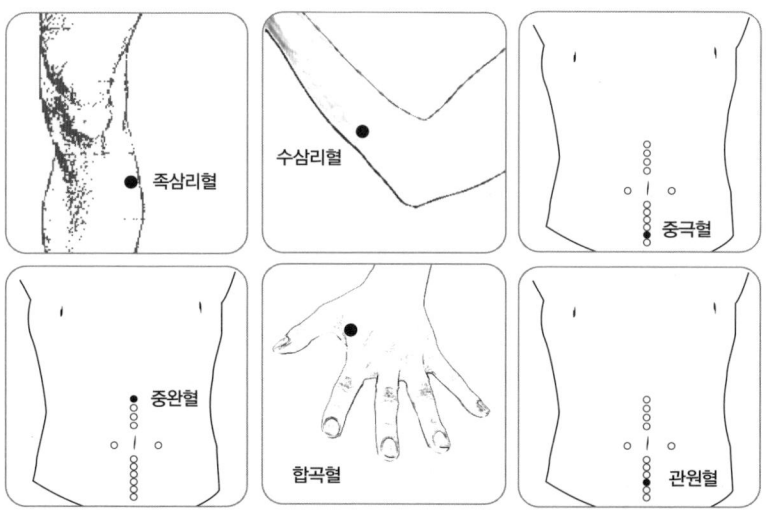

5) 다섯째 날

- 넷째 날 벌침 맞고 48시간 정도 지나서 발등의 태충혈(좌, 우)과 손등의 합곡혈(좌, 우)에 벌침을 각각 두방씩 놓는다. 역시 침을 빨리(놓자마자) 뽑는다.

- 복부의 곡골혈에 한 방, 천추혈(좌, 우)에 두 방 벌침을 놓는다. 침을 빨리(놓자마자) 뽑는다.

- 저혈압이거나 알레르기가 심한 사람, 노약자는 다리의 삼음교혈(좌, 우)에 두 방, 복부의 천추혈(좌, 우)에 두 방 벌침을 놓는다. (정상인의 절반 수준, 침을 놓자마자 뽑는다)

■ **몸 상태를 살펴본다**

벌독 알레르기가 심한 사람은 겨드랑이나 사타구니에 두드러기가 약간 날 수 있으나, 30분 정도 지나면 저절로 사라진다.

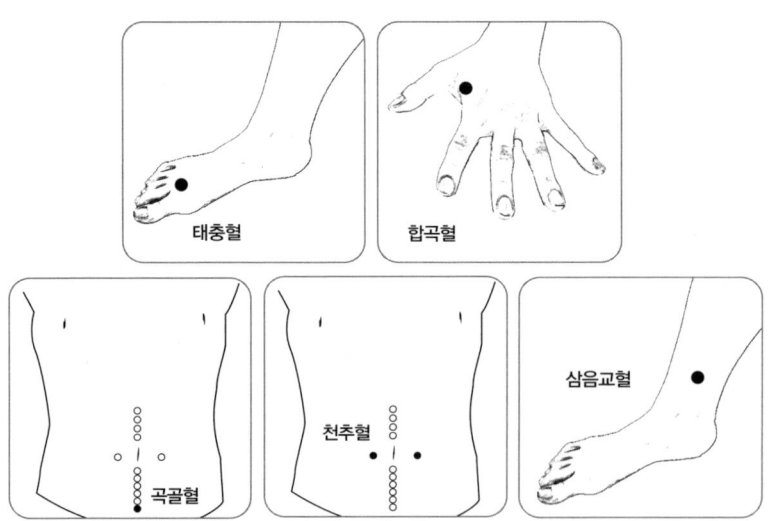

6) 여섯째 날

● 다섯째 날 벌침 맞고 48시간 정도 지나서 머리의 백회혈에 한 방, 천주혈(좌, 우)에 두 방 벌침을 놓는다. 타인의 도움을 받는다. 역시 침을 빨리(놓자마자) 뽑는다.

● 저혈압이거나 알레르기가 심한 사람, 노약자는 머리의 백회혈에 벌침을 한 방만 놓는다. 침을 빨리(놓자마자) 뽑는다.

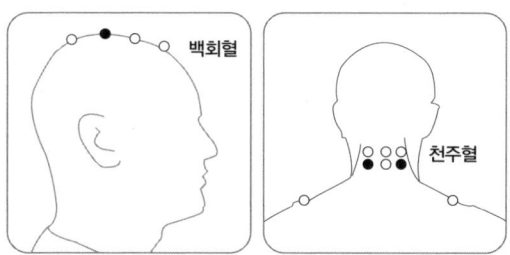

■ **몸 상태를 살펴본다**
참을 수 없을 정도로 춥거나 두드러기가 나면 약국에서 미리 준비한 항히스타민제를 복용한다. 미리 준비가 되지 않았다면 가까운 약국에 가서 항히스타민제(벌에게 쏘였을 때 먹는 약)를 사 먹는다.

7) 일곱째 날

● 여섯째 날 벌침 맞고 48시간 정도 지나서 엄지발가락의 대돈혈(좌, 우)에 두 방, 팔의 곡지혈(좌, 우)에 두 방, 다리의 중봉혈(좌, 우)에 두 방 벌침을 놓는다. 역시 침을 빨리(놓자마자) 뽑는다.

● 복부의 관원혈에 벌침을 한 방 놓는다. 침을 빨리(놓자마자) 뽑는다.

● 저혈압이거나 알레르기가 심한 사람, 노약자는 다리의 중봉혈(좌, 우)에 두 방, 팔의 곡지혈(좌, 우)에 두 방 벌침을 놓는다. 침을 빨리(놓자마자) 뽑는다.

■ 몸 상태를 살펴본다
기분이 차분해 지는 것을 느낄 수 있으며 골치 아픈 것과 쑤시던 곳이 많이 완화된 것을 알 수 있다.

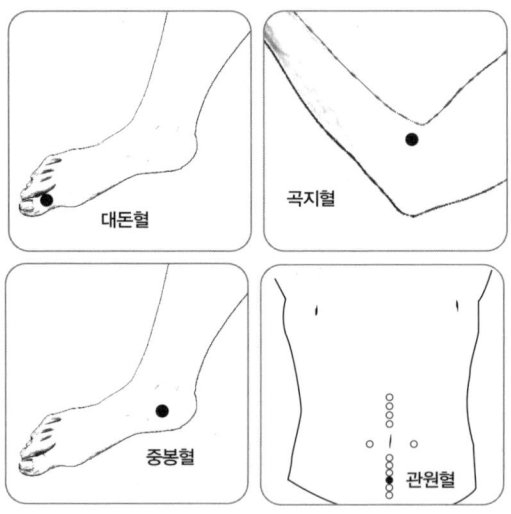

8) 여덟째 날

● 일곱째 날 벌침 맞고 48시간 정도 지나서 어깨의 견정혈(좌, 우)에 두 방, 팔의 곡지혈(좌, 우)에 두 방, 복부의 중극혈과 음교혈에 각각 한 방, 다리의 곡천혈(좌, 우)에 두 방, 손목의 신문혈(좌, 우)에 두 방 벌침을 놓는다. 역시 침을 빨리(놓자마자) 뽑는다.

● 저혈압이거나 알레르기가 심한 사람, 노약자는 머리의 천주혈(좌, 우)에 두 방만 벌침을 벌침을 놓는다. 침을 빨리(놓자마자) 뽑는다.

■ 몸 상태를 살펴본다
벌침 맞는 것이 기다려진다. 몸 상태가 벌침으로 인해 상당히 좋아졌다는 것을 느낄 수 있다.

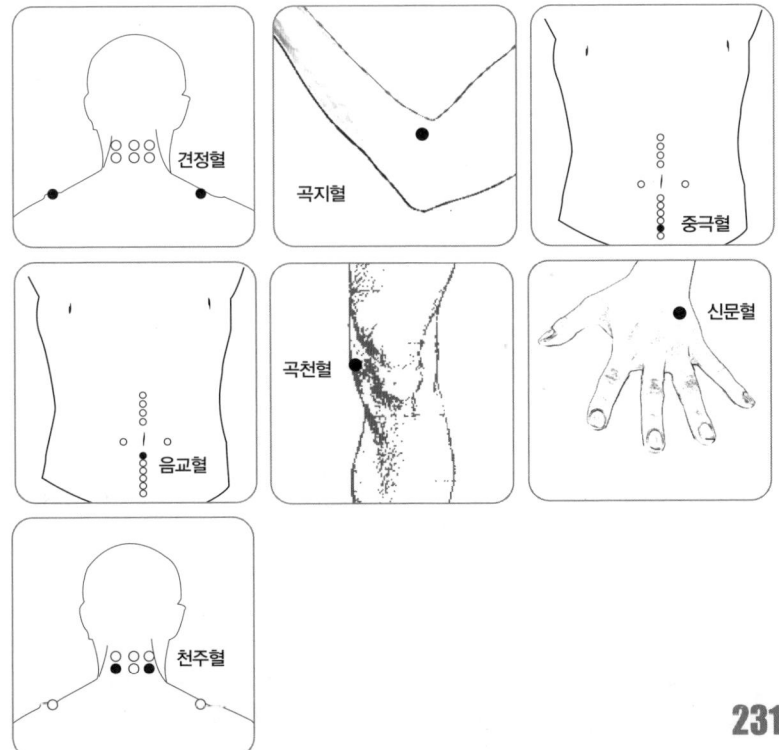

9) 아홉째 날

- 여덟째 날 벌침 맞고 48시간 정도 지나서 팔의 수삼리혈(좌, 우)에 두 방, 합곡혈(좌, 우)에 두 방, 다리의 족삼리혈(좌, 우)에 두 방, 태충혈(좌, 우)에 두 방 벌침을 놓는다. 역시 침을 빨리(놓자마자) 뽑는다.

- 머리의 백회혈에 벌침을 한 방 놓는다.

- 저혈압이거나 알레르기가 심한 사람, 노약자는 어깨의 견정혈(좌, 우)에 두 방, 손목의 신문혈(좌, 우)에 두 방 벌침을 놓는다. 침을 빨리(놓자마자) 뽑는다.

■ 몸 상태를 살펴본다

벌침에 자신감을 갖게 된다. 벌침을 많이 맞고 싶어지나 무리하면 안 된다.

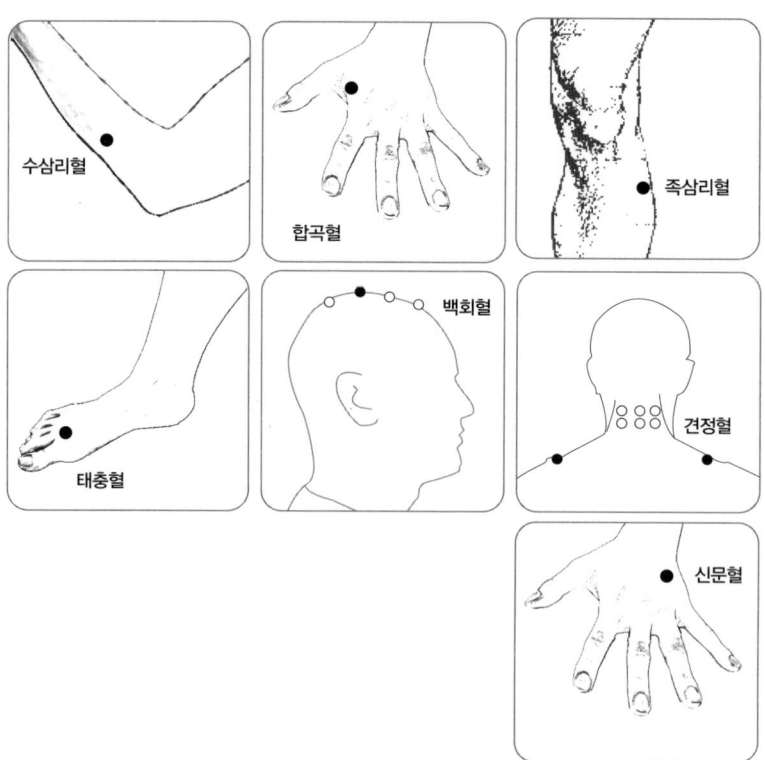

10) 열흘날

● 아홉째 날 벌침 맞고 48시간 정도 지나서 머리의 신정혈에 한 방, 풍지혈(좌, 우)에 두 방, 복부의 관원혈에 한 방, 중극혈에 한 방, 벌침을 놓는다. 역시 침을 빨리(놓자마자) 뽑는다.

● 저혈압이거나 알레르기가 심한 사람, 노약자는 머리의 신정혈에 한 방, 복부의 관원혈과 중극혈에 각각 한 방씩만 벌침을 놓는다. 침을 빨리(놓자마자) 뽑는다.

■ 몸 상태를 살펴본다

머리가 맑아지는 것을 느낄 수 있으며, 신진대사가 원활하게 이루어지는 것을 느낄 수 있다.

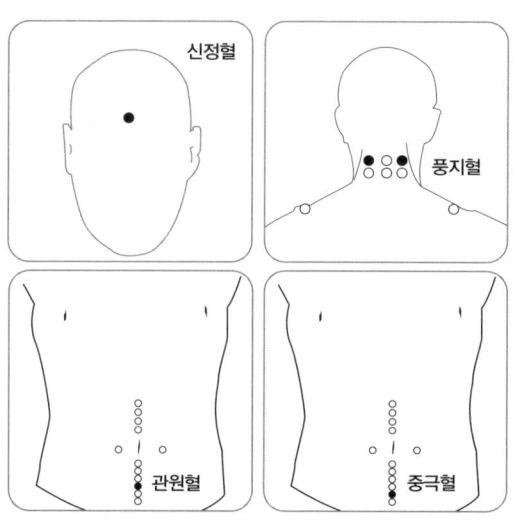

11) 열한째 날

● 열째 날 벌침 맞고 48시간 정도 지나서 머리의 천주혈(좌, 우)에 두 방, 백회혈에 한 방, 복부의 중완혈에 한 방, 엄지발가락의 대돈혈(좌, 우)에 두 방, 팔의 양계혈(좌, 우)에 두 방 벌침을 놓는다. 역시 침을 빨리(놓자마자) 뽑는다.

● 저혈압이거나 알레르기가 심한 사람, 노약자는 머리의 천주혈(좌, 우)에 두 방, 팔의 양계혈(좌, 우)에 두 방만 벌침을 놓는다. 침을 빨리(놓자마자) 뽑는다.

■ 몸 상태를 살펴본다
더욱 벌침에 욕심이 생긴다. 빨리 몸을 벌독에 적응하여 성기에 벌침을 맞고 싶은 생각이 든다.

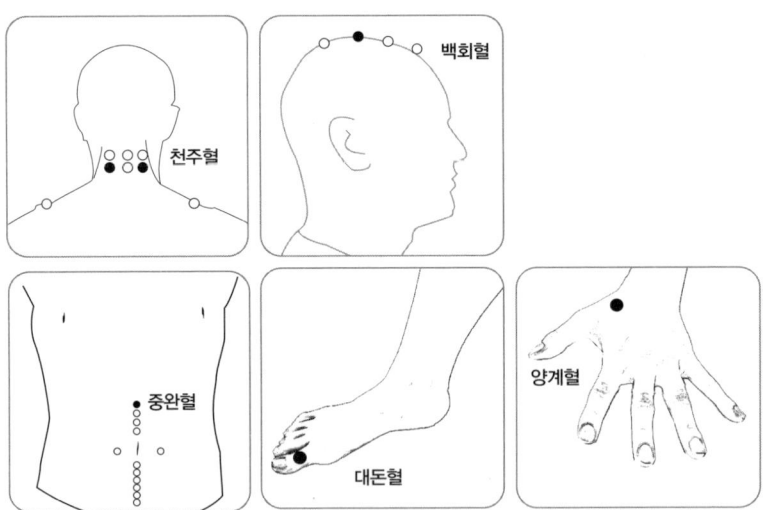

12) 열둘째 날

● 열한째 날 벌침 맞고 48시간 정도 지나서 복부의 천추혈(좌, 우)에 두 방, 관원혈에 한 방, 중극혈에 한 방, 곡골혈에 한 방, 다리의 족삼리혈(좌, 우)에 두 방, 태충혈(좌, 우)에 두 방, 팔의 수삼리혈(좌, 우)에 두 방, 합곡혈(좌, 우)에 두 방 벌침을 놓는다. 역시 침을 빨리(놓자마자) 뽑는다.

● 저혈압이거나 알레르기가 심한 사람, 노약자는 복부의 천추혈(좌, 우)에 두 방, 팔의 합곡혈(좌, 우)에 두 방만 벌침을 놓는다. 침을 빨리(놓자마자) 뽑는다.

■ **몸 상태를 살펴본다**

꿀벌을 잡는 것이 즐겁다. 쑤시고 뻐근하고 띵하게 아프던 곳이 어느 덧 사라진 것을 알 수 있다. 술이 만만하게 보인다.

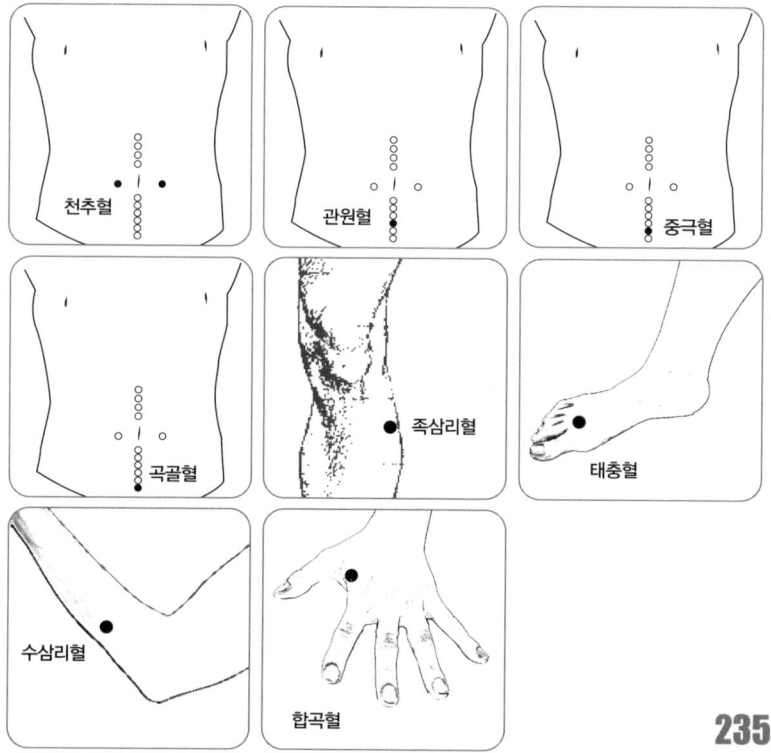

13) 열셋째 날

● 열둘째 날 벌침 맞고 48시간 정도 지나서 머리의 백회혈에 한 방, 천주혈(좌, 우)에 두 방, , 신정혈에 한 방, 어깨의 견정혈(좌, 우)에 두 방, 다리의 삼음교혈(좌, 우)에 두 방, 팔의 양계혈(좌, 우)에 두 방, 복부의 중완혈에 한 방, 곡골혈에 한 방 벌침을 놓는다. 역시 침을 빨리(놓자마자) 뽑는다.

● 저혈압이거나 알레르기가 심한 사람, 노약자는 머리의 백회혈에 한 방, 천주혈(좌, 우)에 두 방, 다리의 삼음교혈(좌, 우)에 두 방, 팔의 양계혈(좌, 우)에 두 방만 벌침을 놓는다. 침을 빨리(놓자마자) 뽑는다.

■ 몸 상태를 살펴본다

일기예보에서 비가 온다고 하면 괜히 기분이 초조해진다. 왜냐하면 비가 오거나 바람이 불면 꿀벌을 잡을 수 없기 때문이다.

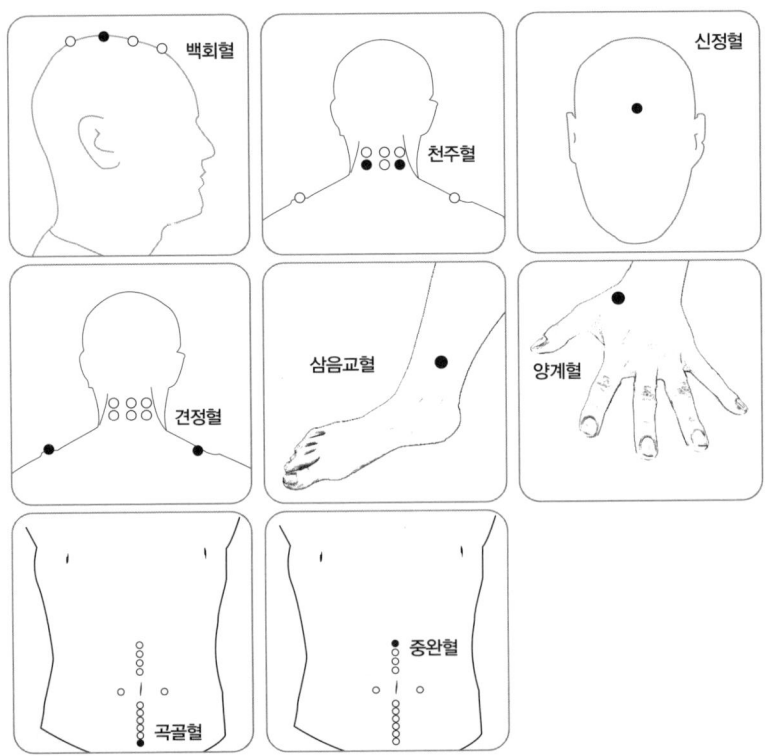

14) 열넷째 날

● 열셋째 날 벌침 맞고 48시간 정도 지나서 어깨의 견정혈(좌, 우)에 두 방, 팔의 수삼리혈(좌, 우)에 두 방, 다리의 족삼리혈(좌, 우)에 두 방, 태충혈(좌, 우)에 두 방, 복부의 관원혈에 한 방, 중완혈에 한 방, 천추혈(좌, 우)에 두 방 벌침을 놓는다. 역시 침을 빨리(놓자마자) 뽑는다.

● 저혈압이거나 알레르기가 심한 사람, 노약자는 어깨의 견정혈(좌, 우)에 두 방, 팔의 수삼리혈(좌, 우)에 두 방, 다리의 족삼리혈(좌, 우)에 두 방, 복부의 관원혈에 한 방만 벌침을 놓는다. 침을 빨리(놓자마자) 뽑는다.

■ 몸 상태를 살펴본다

벌침 맞을 때 따끔한 맛의 강도가 점점 더 세지는 것을 느낄 수 있다. 붓는 것과 가려운 것은 거의 나타나지 않는다.

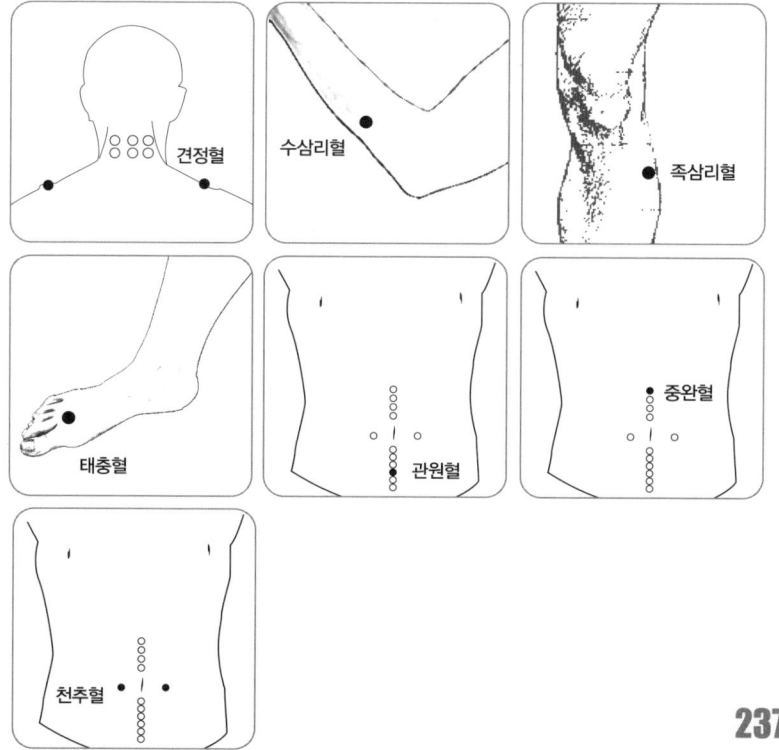

15) 열다섯째 날

- 열넷째 날 벌침 맞고 48시간 정도 지나서 다리의 족삼리혈(좌, 우)에 두 방, 삼음교혈(좌, 우)에 두 방, 팔의 수삼리혈(좌, 우)에 두 방, 합곡혈(좌, 우)에 두 방, 머리의 백회혈에 한 방, 풍지혈(좌, 우)에 두 방 벌침을 놓는다. 역시 침을 빨리(놓자마자) 뽑는다.

- 저혈압이거나 알레르기가 심한 사람, 노약자는 다리의 족삼리혈(좌, 우)에 두 방, 팔의 수삼리혈(좌, 우)에 두 방 머리의 백회혈에 한 방만 벌침을 놓는다. 침을 빨리(놓자마자) 뽑는다.

■ 몸 상태를 살펴본다

벌침을 시작한 지 한 달 정도 되었기 때문에 어느 정도 몸이 벌독에 적응된 것을 느낄 수 있으며 서서히 성기에 벌침을 맞을 마음의 준비를 하게 된다.

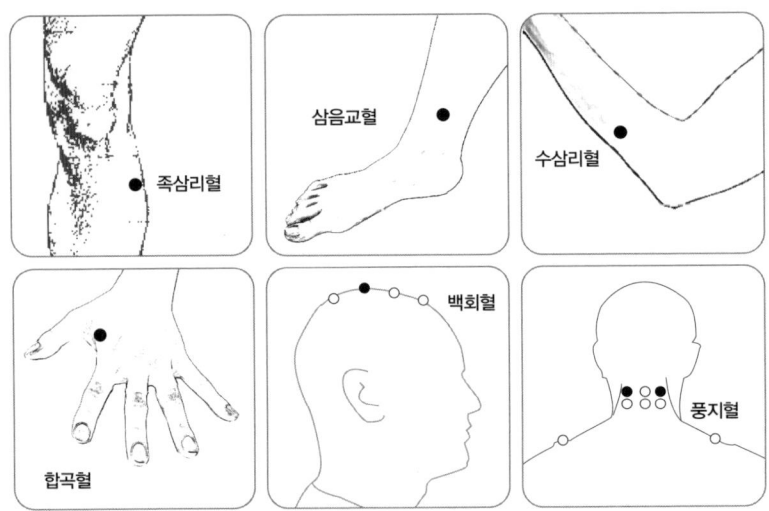

벌침 적응 이후

 일 개월에 걸쳐 벌침 적응 훈련을 마치고 나면, 자신의 몸이 벌독에 완전히 적응되었다는 생각을 하게 된다. 하지만 아직 욕심을 내서는 안 된다. 이때부터 몸에서 벌침을 맞고 싶어 하는 부위를 중심으로 즐기면 된다. 머리카락이 빠지는 사람은 머리 부위의 혈자리를 중심으로 그리고 오줌발이 약한 사람은 아랫배 부위의 혈자리를 중심으로, 관절염이나 신경통, 디스크가 있는 사람은 환부를 중심으로 벌침을 즐기면 된다. 어깨결림이 있는 사람은 어깨나 팔 부위의 혈자리나 압통점을 중심으로 벌침을 즐긴다. 신체의 주요 혈자리 중에서 벌침을 많이 맞지 않은 혈자리에도 벌침을 놓아 적응시키면 좋다. 격일로 맞던 벌침을 매일 맞아도 무리는 없지만 일주일에 2~5회 정도로 즐기면 좋다. 벌침에 적응이 잘 된 사람이라도 초기 3개월까지는 1회에 10방 정도로 즐긴다.

성기에 벌침 적응 요령(남성)

　남자들은 성기에 벌침을 즐김으로써 전립선염, 요도염, 발기부전, 조루증, 지루증 등을 예방하고 정력증강 효과를 볼 수 있으며 부수적으로 성기보정 효과도 얻을 수 있다는 것은 앞에서 언급했다. 남성이나 여성이나 성기에 벌침을 맞으려면 반드시 신체를 벌침에 적응시킨 후라야 한다. 최소한 벌침을 1개월 이상 신체에 벌침 적응 훈련을 한 후에 벌침을 맞는다. 성기에 벌침을 즐기는 것은 절대로 욕심 부리는 것이 아니다. 자신의 신체 조건에 맞게 적당히 즐겨야만 된다. 지나치면 모자람만 못하다는 세상 이치를 잊어서는 안 된다.

1)첫째 날

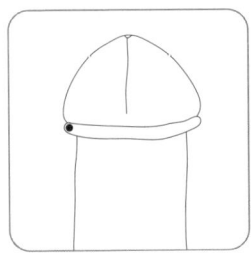

1개월 이상 벌침 적응 훈련을 마치고 컨디션이 좋은 날을 정해 벌침을 귀두를 피해 귀두 경계선에서 성기 안쪽으로 1cm 정도 들어간 부위 왼쪽 중앙에 한 방 놓는다. 물론 본인이 성기를 바라본 상태에서 왼쪽이다. 처음이므로 침을 빨리(놓자마자) 뽑는다.

- 포경인 사람은 표피를 몸 쪽으로 살짝 당긴 상태에서 벌침을 맞는다.

- 벌침 맞은 부위를 중심으로 성기가 많이 붓는다. 물론 초기에 붓지 않

는 사람도 있을 수 있으나 계속 벌침을 맞다보면 많이 붓게 된다. 성기에 벌침 맞는 것에 완전히 적응이 된 사람 중에 종종 꿀벌의 침을 금방 뽑지 않고 꽂아 놓는 사람도 있으나(벌침 맞은 부위의 속 근육을 뭉치게 하려는 것과 침 속의 벌독을 완전히 주입시키려는 의도임) 초보자는 금방 뽑아야 한다. 너무 따가울 수 있기 때문이다. 그리고 간혹 벌침을 늦게 뽑을 경우 벌침 맞은 부위에 작은 화농이 생길 수 있다. 침을 뽑을 때는 핀셋이나 손가락을 이용하여 완전히 뽑아야 한다. 그렇지 않으면 곪을 수 있으므로 주의를 기울인다. 핀셋은 늘 청결하게 관리한다.

2) 둘째 날

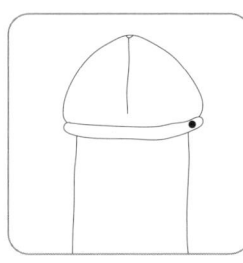

첫째 날로부터 24~48시간 정도 지나고 성기의 부기가 빠지면 첫째 날 벌침 맞은 부위에 대칭으로 성기 오른쪽 중앙에 벌침을 한 방 놓는다. 초보자들은 벌침을 맞고 빨리(놓자마자) 벌침을 뽑는다.

- 벌침 맞은 곳을 중심으로 성기가 많이 붓는다. 처음이라 성기가 많이 붓지만 숙달이 되면 심하게 붓지 않으니 겁낼 필요가 없다. 성기가 화끈거리기도 하나 기분이 나쁘지 않다. 꿀벌의 침을 늦게 뽑을 경우 좁쌀만 한 화농이 생길 수 있으나, 거의 자연치유가 되며 화농이 커지면 소독약(과산화수소)으로 소독을 해주면 좋다. 벌침을 맞고 섹스를 할 경우에도 섹스 후에 반드시 성기를 깨끗이 비누로 닦아 벌침 맞은 부위의 질 액에 의한 오염을 막는 것이 좋다.

3) 셋째 날

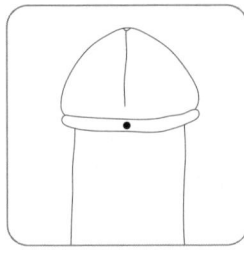

둘째 날로부터 24~48시간 정도 지나서 성기의 부기가 빠지면 첫째 날과 둘째 날 벌침 맞은 부위에서 성기 위쪽 중앙에 벌침을 한 방 놓는다. 물론 귀두 경계선에서 성기 안쪽으로 1cm 정도 들어간 부위다. 초보자들은 벌침을 맞고 빨리(놓자마자) 벌침을 뽑는다.

■ 벌침 맞은 곳을 중심으로 성기가 많이 붓는다. 처음이라 성기가 많이 붓지만 숙달이 되면 심하게 붓지 않으니 겁낼 필요가 없다. 꿀벌의 침을 뽑을 때 피가 조금 날 수도 있으나, 그것은 벌침이 혈관에 놓아졌기 때문이다. 자연적으로 지혈이 되니 걱정하지 않아도 된다. 피의 색깔이 선명하게 보이는 것은 벌독이 청혈작용을 한 결과이다.

4) 넷째 날

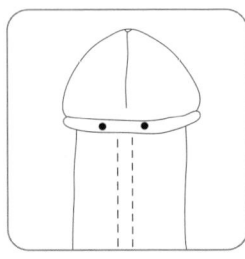

셋째 날로부터 24~48시간 정도 지나서 성기의 부기가 어느 정도 빠지면 성기의 아랫부분(귀두 경계선에서 성기 안쪽으로 1cm 정도 들어간 부위를 둘레로 하였을 때)의 요도를 경계로 좌우로 1cm 정도 떨어진 곳에 벌침을 두 방 놓는다. 초보자들은 벌침을 맞고 빨리(놓자마자) 벌침을 뽑는다.

■ 벌침 맞은 곳을 중심으로 성기가 많이 붓는다. 처음이라 성기가 많이 붓지만 숙달이 되면 심하게 붓지 않으니 겁낼 필요가 없다. 신체에서 벌침을 맞을 때 가장 따가움을 느낄 수 있는 곳이다.

5) 다섯째 날

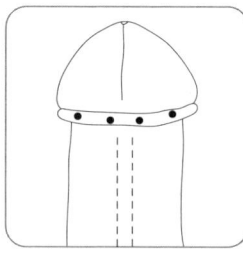

넷째 날로부터 24~48시간 정도 지나서 성기의 부기가 빠지면 성기에 벌침 맞은 곳을 둘레로 하여 첫째 날부터 넷째 날까지 맞은 부위에 벌침을 5방 놓는다. 초보자들은 벌침을 맞고 빨리(놓자마자) 벌침을 뽑는다.

- 벌침 맞은 곳을 중심으로 성기가 많이 붓지만 기분이 좋다. 침을 뽑을 때는 완전히 뽑아야 한다. 그렇지 않으면 곪아서 고생을 할 수 있다. 조그맣게 생겼던 화농이 터졌을 때 소독약(과산화수소)으로 소독해 주면 좋다.

6) 여섯째 날

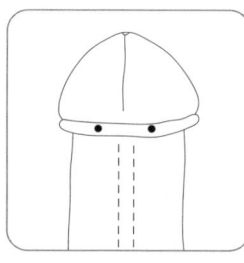

다섯째 날로부터 72시간 정도 지나서 성기의 부기가 빠지면 성기의 벌침 맞은 곳을 피하여 왼쪽과 위쪽의 중간, 오른쪽과 위쪽의 중간, 아래쪽과 왼쪽의 중간, 아래쪽과 오른쪽의 중간에 벌침을 한방씩 4방 놓는다. 초보자들은 벌침을 맞고 빨리(놓자마자) 벌침을 뽑는다.

- 벌침 맞은 곳을 중심으로 성기가 많이 붓는다. 처음이라 성기가 많이 붓지만 숙달이 되면 심하게 붓지 않으니 겁낼 필요가 없다.

7) 일곱째 날

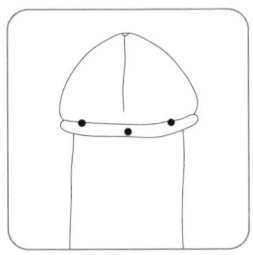

여섯째 날로부터 72시간 정도 지나서 성기의 부기가 빠지면 왼쪽, 오른쪽, 위쪽, 아래쪽 부위(이미 다섯째 날에 맞았던 부위)에 벌침을 5방 놓는다. 초보자들은 벌침을 맞고 빨리(놓자마자) 벌침을 뽑는다.

■ 오줌발이 세지는 것을 느낄 수 있으며 성기가 스멀거리면 묘한 기분이다. 한곳에 집중적으로 벌침을 맞아 조그만 혹을 만들 수도 있으나, 성기 둘레를 골고루 맞아 굳은살 테두리를 만드는 것이 좋다. 성기에 벌침을 맞는 것은 어디까지나 질병의 예방 및 치료 목적이 첫째이고 성기 보정 목적은 그 다음이다.

■ 일곱째 날 이후로는 성기에 자주 벌침을 맞아도 된다. 일주일에 1~2회 정도로 1회에 3~10방 정도를 신체의 다른 혈자리에 맞는 벌침 수를 감안하여 무리하지 않게 즐긴다. 2~3개월 정도 벌침을 즐기면 굳은살 테두리가 생긴다. 거기에 벌침을 맞아도 처음처럼 심하게 붓지 않는다. 성기에 벌침을 맞으면서 섹스를 할 수 있으나 항상 청결을 유지해야 하며 초기에는 섹스 후 벌침 맞은 곳을 소독약(과산화수소)으로 소독해 주면 좋다. 술을 갑자기 과하게 마시면 발기가 되지 않듯이 벌침을 과하게 맞으면 발기가 잘 되지 않을 수도 있으니 욕심을 부리면 안 된다. 그럴 경우 벌침을 몇 주 쉬면서 사우나를 즐기며 폐독을 배출하면 문제가 풀리게 된다.

기타 벌침 실습 사례

벌침에 적응한 후 아픈 곳이 있을 때 벌침을 즐기는 요령

1) 어깨결림
팔을 많이 사용하는 일을 하거나 사오십견이 있어 어깨가 많이 아픈 경우, 심하면 잠을 잘 이루지 못하기도 함.
- 수삼리혈, 합곡혈, 견정혈, 압통점(검지로 눌러 통증을 느끼는 부위)

2) 목디스크
목을 움직이기가 힘이 들고 뻐근할 때
- 천주혈, 견정혈, 수삼리혈, 풍부혈, 아문혈, 압통점(아시혈)

3) 두통, 편두통, 스트레스, 동맥경화
- 백회혈, 풍지혈, 천주혈, 합곡혈, 수삼리혈

4) 탈모
앞 머리카락이 M자형으로 빠질 경우 M자의 꼭짓점 부위에 벌침을 5방 맞고 다음날 M자의 선분 중앙에 상당하는 부위에 벌침을 4방 맞는다. 원형탈모인 경우 탈모 부위에 벌침을 직침한다.
- 백회혈, 상성혈, 후정혈, 전정혈, 머리를 검지로 눌렀을 때 움푹 들어가는 곳

5) 이명(귀울림)
- 수삼리혈, 천주혈, 합곡혈, 백회혈, 신정혈, 관자놀이 부근

6) 비염
- 백회혈, 신정혈, 상성혈, 수삼리혈, 합곡혈, 양미간 사이

7) 기관지 천식
- 천주혈, 아문혈, 백회혈

8) 눈 침침
- 수삼리혈, 합곡혈, 백회혈, 신정혈, 이마

9) 관절염, 류머티스
- 무릎, 발목
- 슬개골(종지뼈) 주위, 족삼리혈, 삼음교혈, 대돈혈, 곡천혈, 중봉혈, 환부(아시혈)
- 손목, 팔꿈치
- 수삼리혈, 곡지혈, 주료혈, 천정혈, 양계혈, 신문혈, 합곡혈, 환부(아시혈)

10) 허리디스크
- 압통점(아시혈, 검지로 눌렀을 때 통증을 느끼는 부위), 천주혈, 아문혈

11) 피로회복, 당뇨, 수족냉증, 손발 저림
- 족삼리혈, 수삼리혈, 백회혈, 합곡혈, 태충혈, 대돈혈, 아시혈(환부)

12) 꿀벌을 우연히 한 마리 잡았을 때
- 족삼리혈, 관원혈, 수삼리혈, 성기

13) 살빼기
- 머리와 복부의의 주요 혈자리와 복부의 지방이 많이 있는 곳에 벌침을 꾸준히 즐긴다.

14) 피부병, 사마귀, 티눈, 아토피성 피부
- 환부, 환부 주위, 태충혈, 합곡혈

15) 무좀
- 환부, 태충혈, 대돈혈, 발가락 사이, 발가락 위쪽

16) 삐었을 때, 교통사고 후유증, 수술 흔적 부위
- 환부

17) 여드름
- 이마에 한두 방, 백회혈, 합곡혈, 수삼리혈, 환부 주위

18) 부담 없이 즐기는 곳
- 족삼리혈, 수삼리혈, 관원혈, 백회혈, 성기, 합곡혈, 태충혈